Guía básica de Medicina Intensiva Neonatal y Pediátrica

Hospital Universitario Dr. José Molina Orosa

Maria Inguanzo Ortiz

Guía básica de Medicina Intensiva Neonatal y Pediátrica
Maria Inguanzo Ortiz

Copyright© 2022 by Maria Inguanzo Ortiz

All rights reserved. This book or any portion thereof may not be reproduced or used in any manner whatsoever without the express written permission of the author except for the use of brief quotations in a book review or scholarly journal.

First printing: 2023

978-1-4478-3057-3

Índice

Constantes y escalas 5
RCP 8
Vía aérea 12
Hipoxemia y oxigenoterapia 17
Capnografía 20
Ventilación mecánica invasiva 23
Ventilación mecánica no invasiva 35
Shock 42
Paciente neurocrítico 48
    Coma: 51
    Estado epiléptico: 52
    Hipertensión intracraneal (HTIC): 55
    TCE: 57
    Encefalopatía neonatal 59
    Electroencefalograma integrado por amplitud 62
Bibliografía 67

Constantes y escalas

Normal Heart Rates*

Age	Awake rate (beats/min)	Sleeping rate (beats/min)
Neonate	100-205	90-160
Infant	100-180	90-160
Toddler	98-140	80-120
Preschooler	80-120	65-100
School-age child	75-118	58-90
Adolescent	60-100	50-90

*Always consider the patient's normal range and clinical condition. Heart rate will normally increase with fever or stress.

Ilustración 1 Frecuencia cardiaca normal por edad: despierto y dormido. PALS, AHA, 2020.

Normal Respiratory Rates*

Age	Rate (breaths/min)
Infant	30-53
Toddler	22-37
Preschooler	20-28
School-age child	18-25
Adolescent	12-20

*Consider the patient's normal range. The child's respiratory rate is expected to increase in the presence of fever or stress.
Data from Fleming S et al. *Lancet*. 2011;377(9770):1011-1018.

Ilustración 2 Frecuencia respiratoria por edad. PALS, AHA, 2020.

Normal Blood Pressures

Age	Systolic pressure (mm Hg)*	Diastolic pressure (mm Hg)*	Mean arterial pressure (mm Hg)†
Birth (12 h, <1000 g)	39-59	16-36	28-42‡
Birth (12 h, 3 kg)	60-76	31-45	48-57
Neonate (96 h)	67-84	35-53	45-60
Infant (1-12 mo)	72-104	37-56	50-62
Toddler (1-2 y)	86-106	42-63	49-62
Preschooler (3-5 y)	89-112	46-72	58-69
School-age child (6-9 y)	97-115	57-76	66-72
Preadolescent (10-12 y)	102-120	61-80	71-79
Adolescent (12-15 y)	110-131	64-83	73-84

*Systolic and diastolic blood pressure ranges assume 50th percentile for height for children 1 year and older.
†Mean arterial pressures (diastolic pressure + [difference between systolic and diastolic pressure ÷ 3]) for 1 year and older, assuming 50th percentile for height.
‡Approximately equal to postconception age in weeks (may add 5 mm Hg).

Ilustración 3 Tensión arterial por edad. PALS, AHA, 2020.

Escala Glasgow

Actividad	Mejor respuesta
Apertura ocular:	
Espontánea	4
A la voz	3
Al dolor	2
No respuesta	1
Respuesta verbal:	
Orientado, normal	5
Confuso	4
Inadecuado	3
Incomprensible	2
Ausente	1
Respuesta motora:	
Obedece órdenes simples	6
Localiza el dolor	5
Retira al dolor	4
Flexión al dolor/descerebración	3
Extensión al dolor/decorticación	2
Ausente	1

Escala Glasgow modificada < 2 años

Actividad	Mejor respuesta
Apertura ocular:	
Espontánea	4
A la voz	3
Al dolor	2
No respuesta	1
Respuesta verbal:	
Charla, balbucea	5
Llanto irritable	4
Llanto con el dolor	3
Quejido con el dolor	2
Ausente	1
Respuesta motora:	
Movimientos espontáneos	6
Retira al tacto	5
Retira al dolor	4
Flexión al dolor/descerebración	3
Extensión al dolor/decorticación	2
Ausente	1

Ilustración 4: Escala coma Glasgow niños y lactantes

	0	1	2	3
Sibilancias	No	Inspiratorios	Inspiratorios, espiratorios	
Tiraje	No	Subcostal, intercostal inferior	Aleteo y supraclavicular	Intercostal superior y supraesternal
Entrada de aire	Normal	Regular, simétrica	Asimétrica	Muy disminuida
Saturación O_2 Sin O_2	≥ 95%	91-94%	< 91%	
Con O_2	Sin O_2	> 94 FiO_2 < 40%	≤ 94 FiO_2 > 40%	
FR < 3 meses	< 40 rpm	40-59 rpm	60-70 rpm	> 70 rpm
3-12 meses	< 30 rpm	30-49 rpm	50-60 rpm	> 60 rpm
12-24 meses	< 30 rpm	30-39 rpm	40-50 rpm	> 50 rpm
FC < 1 año	< 130 lpm	130-149 lpm	150-170 lpm	> 170 lpm
1-2 años	< 110 lpm	110-120 lpm	120-140 lpm	> 140 lpm

Tabla 9. Escala del Hospital Sant Joan de Déu. Leve < 5; moderada: 6-10; grave > 11-16

Urgencias pediátricas de atención primaria en coordinación con el Hospital Sant Joan de Déu

TABLA 1. Escala de Tal modificada[7] *(leve < 5 puntos; moderada 6-8 puntos; grave > 8 puntos)*

	0	1	2	3
FR: Edad < 6 m	≤ 40 rpm	41-55 rpm	56-70 rpm	≥ 70 rpm
Edad ≥ 6 m	≤ 30 rpm	31-45 rpm	46-60 rpm	≥ 60 rpm
Sibilancias/ crepitantes	No	Sibilancias solo en la espiración	Sibilancias insp/esp, audibles con estetoscopio	Sibilancias insp/esp, audibles sin estetoscopio
Retracciones	No	Leves: subcostal, intercostal	Moderadas: intercostales	Intensas: intercostales y supraesternal; cabeceo
Sat O_2	≥ 95%	92-94%	90-91%	≤89%

Ilustración 5 Escala Tal modificada, bronquiolitis. SEUP.

TABLA 1. Pulmonary Score

Puntuación PS	Frecuencia respiratoria por edad		Sibilancias	Uso de músculos accesorios (ECM)
	< 6 años	> 6 años		
0	< 30	< 20	No	No
1	31-45	21-35	Final espiración	Leve
2	46-60	36-50	Toda la espiración	Moderado
3	> 60	> 50	Inspiración y espiración sin fonendoscopio*	Máximo

*Si no hay sibilancias y la actividad del ECM está aumentada, puntuar 3.

Ilustración 6 Pulmonary score Asma: leve (PS < 3), moderado (PS 4-6), o grave (PS > 6). Combinando el valor del PS y la $SatO_2$ a cada paciente se le otorga un nivel de gravedad global: leve (PS < 3 y $SatO_2$ > 94%), moderado (PS 4-6 y $SatO_2$ 91-94%), o grave (PS > 6 o $SatO_2$ < 91%). En caso de discordancia entre la puntuación clínica y la saturación de oxígeno se utilizará el que otorgue mayor gravedad. SEUP.

RCP

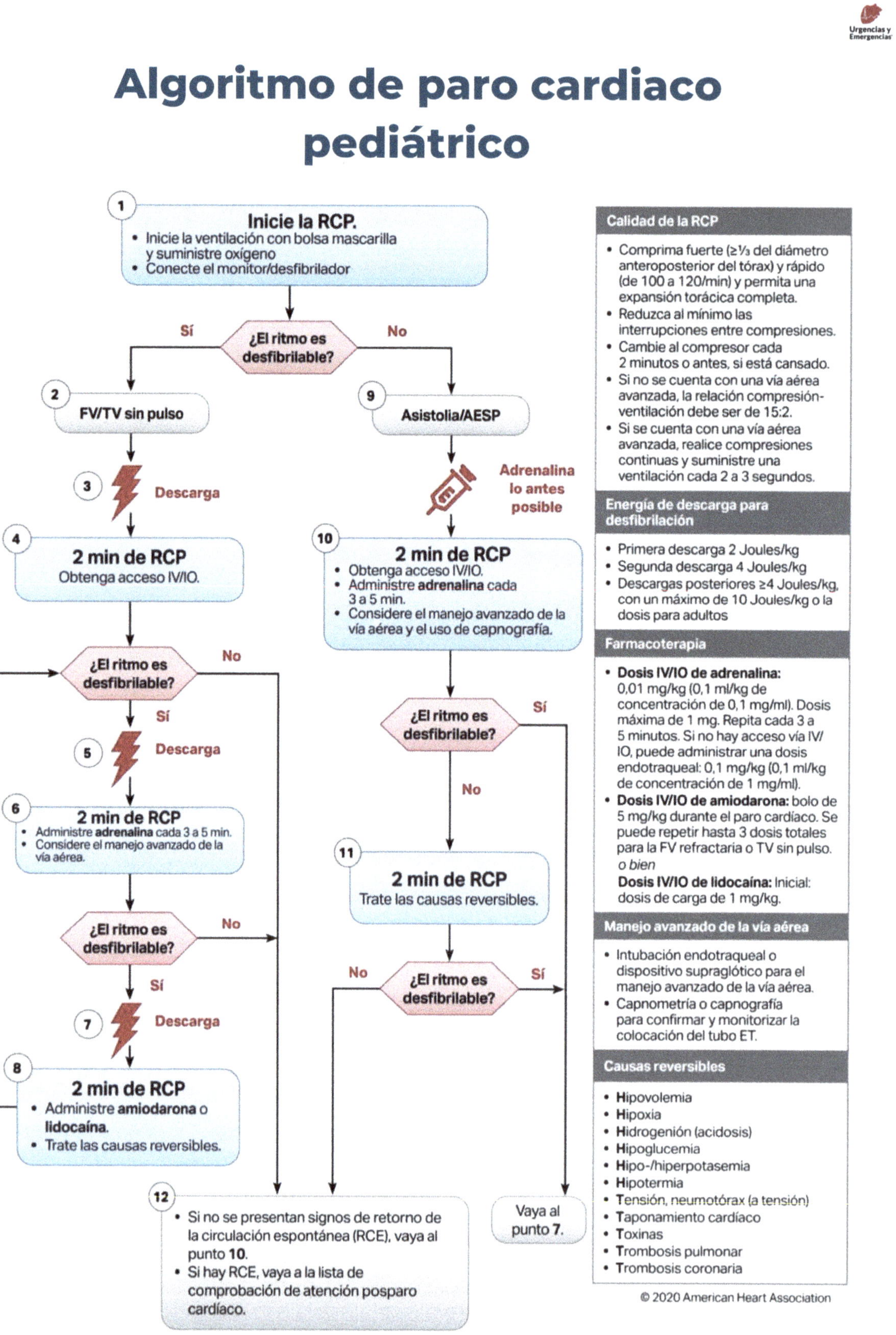

Algoritmo de paro cardiaco pediátrico

Ilustración 7 Algoritmo RCP pediátrica, AHA, 2020

PÁGINA 57

Urgencias y Emergencias

Soporte vital básico pediátrico

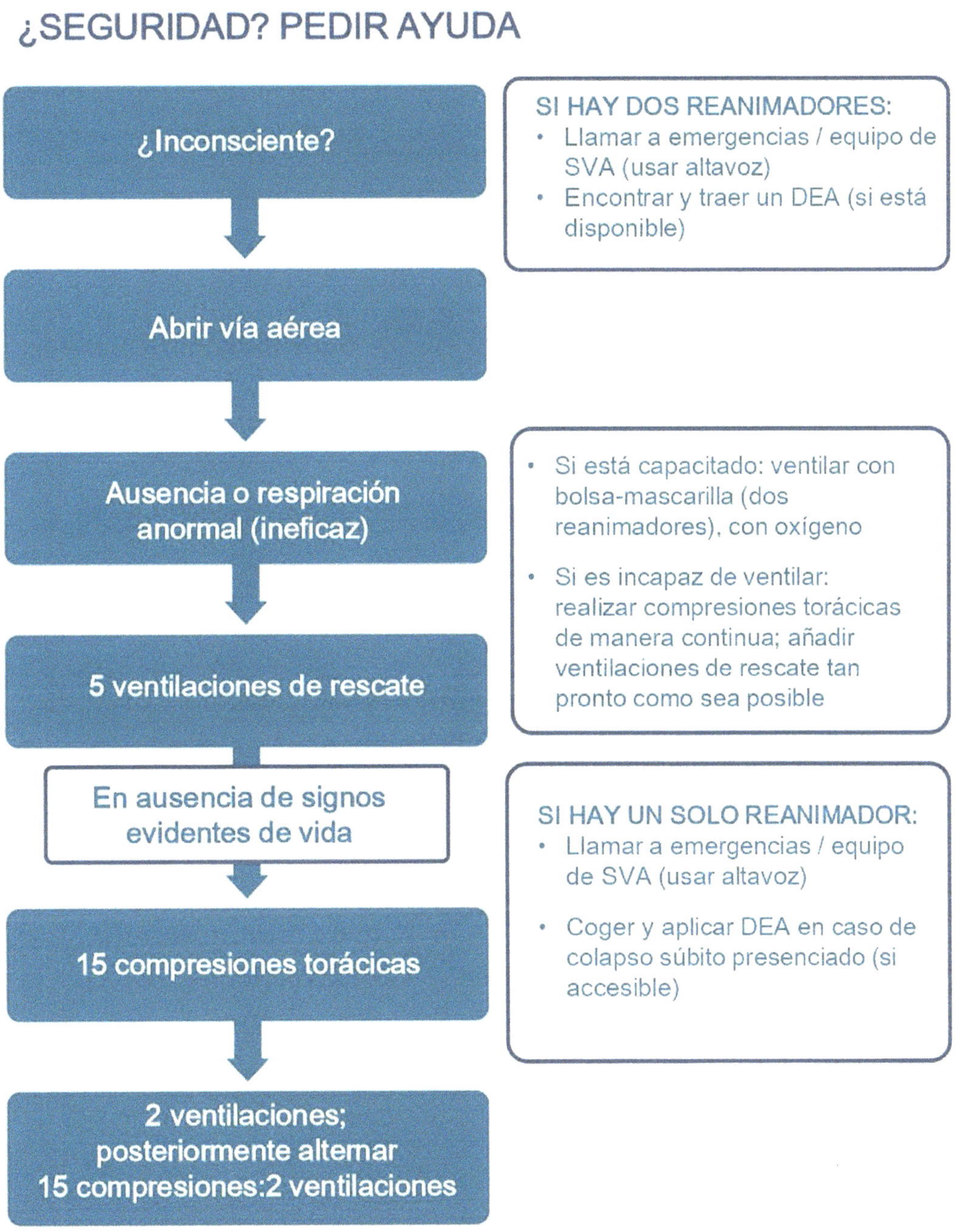
¿SEGURIDAD? PEDIR AYUDA
¿Inconsciente?
SI HAY DOS REANIMADORES:
• Llamar a emergencias / equipo de SVA (usar altavoz)
• Encontrar y traer un DEA (si está disponible)
Abrir vía aérea
Ausencia o respiración anormal (ineficaz)
• Si está capacitado: ventilar con bolsa-mascarilla (dos reanimadores), con oxígeno
• Si es incapaz de ventilar: realizar compresiones torácicas de manera continua; añadir ventilaciones de rescate tan pronto como sea posible
5 ventilaciones de rescate
En ausencia de signos evidentes de vida
SI HAY UN SOLO REANIMADOR:
• Llamar a emergencias / equipo de SVA (usar altavoz)
• Coger y aplicar DEA en caso de colapso súbito presenciado (si accesible)
15 compresiones torácicas
2 ventilaciones; posteriormente alternar 15 compresiones:2 ventilaciones

Ilustración 8 Algoritmo RCP básica pediatría, ERC 2021

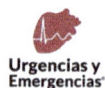

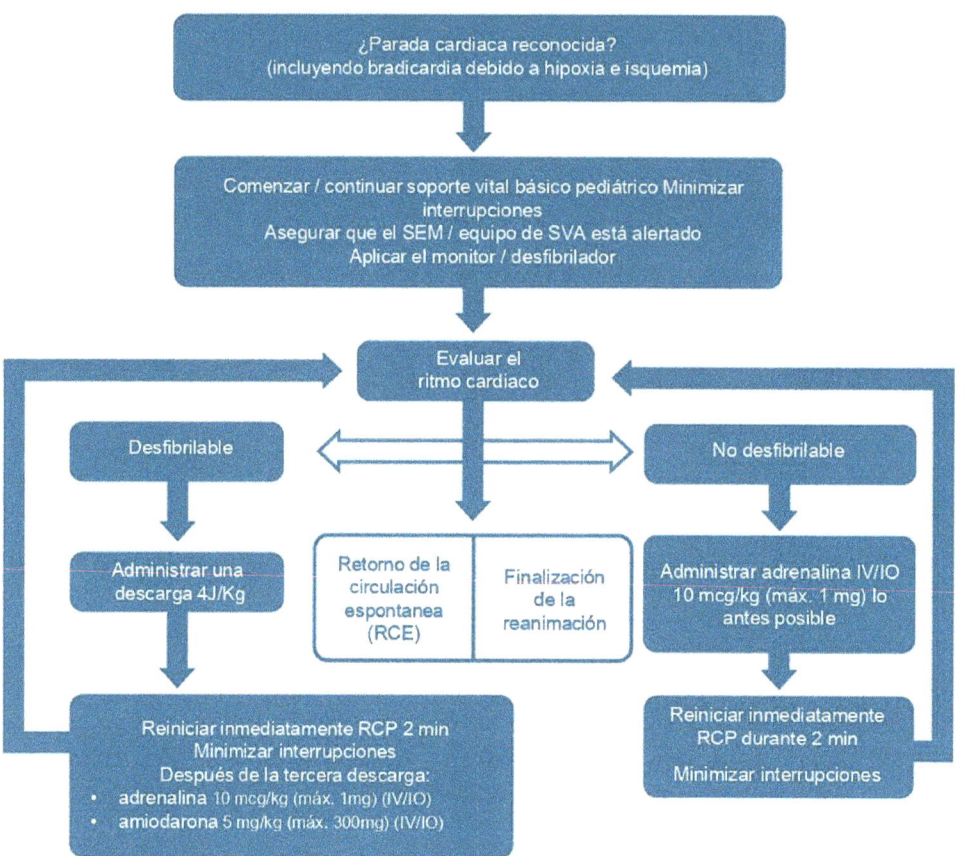

Ilustración 9 Algoritmo RCP avanzada pediatría, ERC 2021

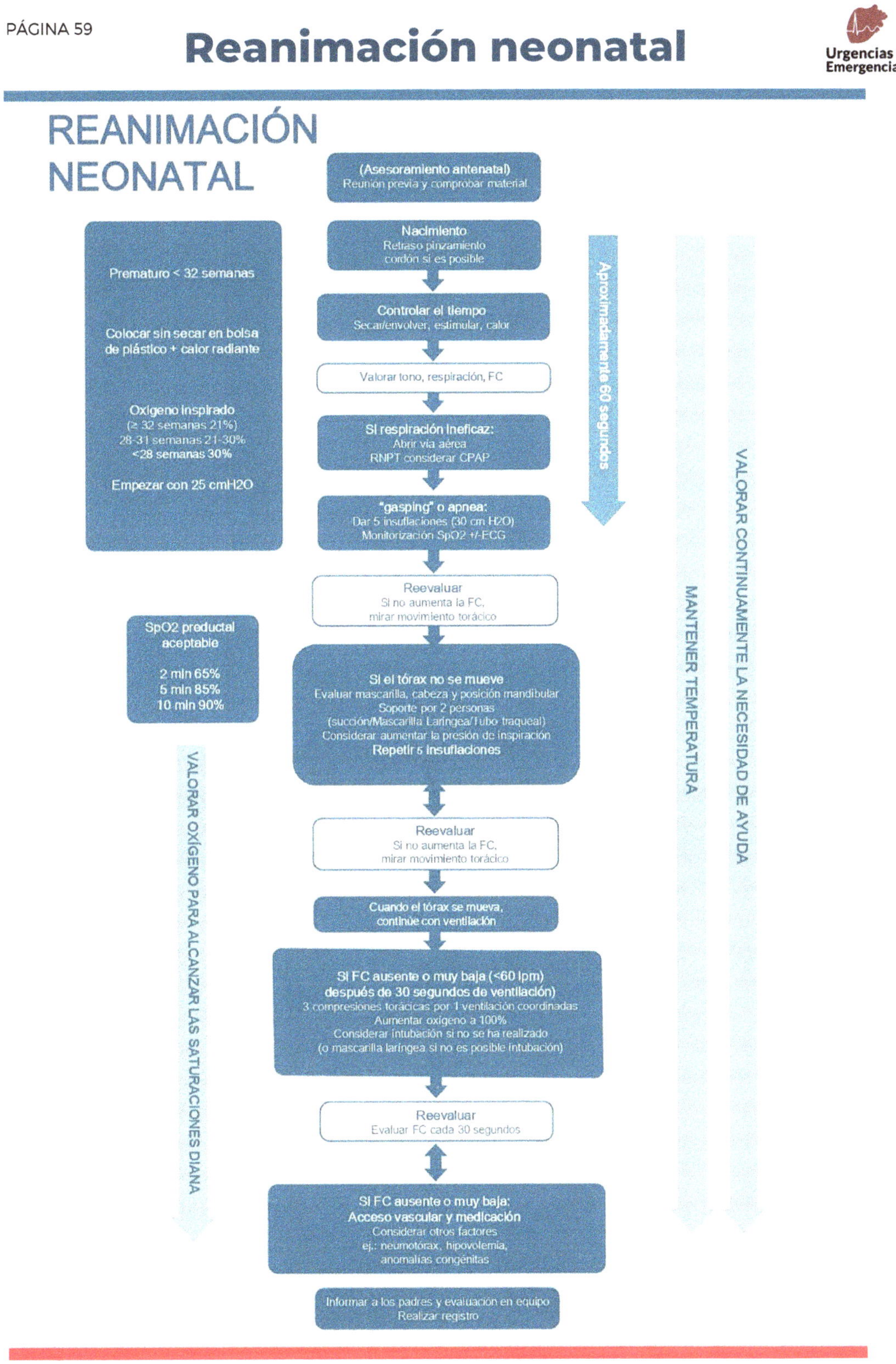

Reanimación neonatal

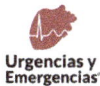

Ilustración 10 Algoritmo RCP neonatal, ERC 2021

Vía aérea

- Maniobras de apertura de la vía aérea en el niño:
    - Frente-mentón
    - Elevación mandibular
    - Tracción mandibular

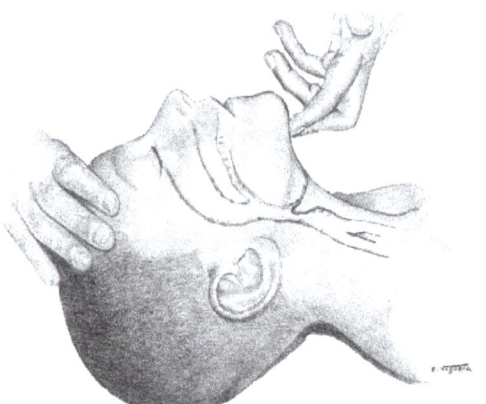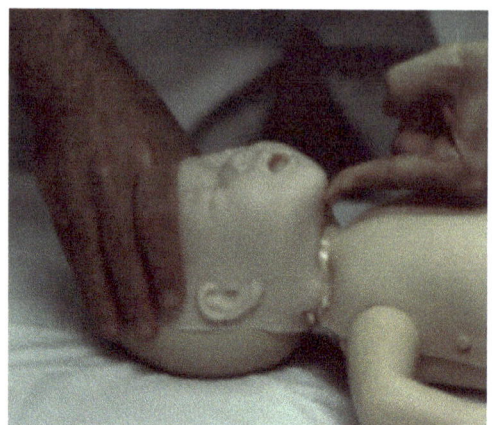

Ilustración 11 Maniobra frente mentón niño y frente mentón modificada en el lactante, GERCPPYN

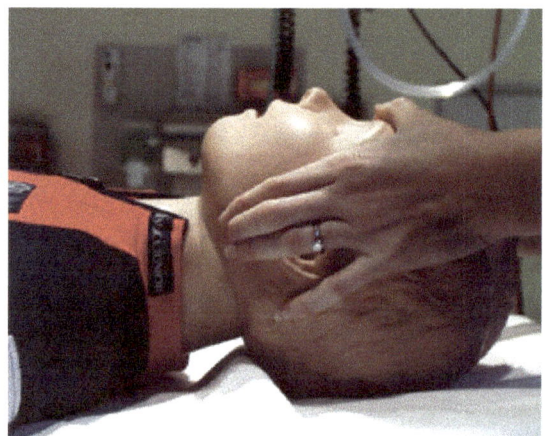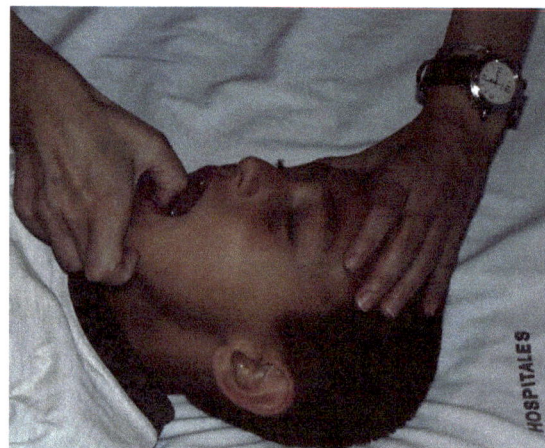

Ilustración 13 Maniobra elevación mandibular, Royal Children Hospital

Ilustración 12 Maniobra tracción mandibular, GERCPPYN

- Material para optimizar la vía aérea
    - Sondas aspiración: flexibles, rígidas, pinzas Magill
    - Cánula orofaríngea
        - Tamaño: incisivo central superior → ángulo mandibular

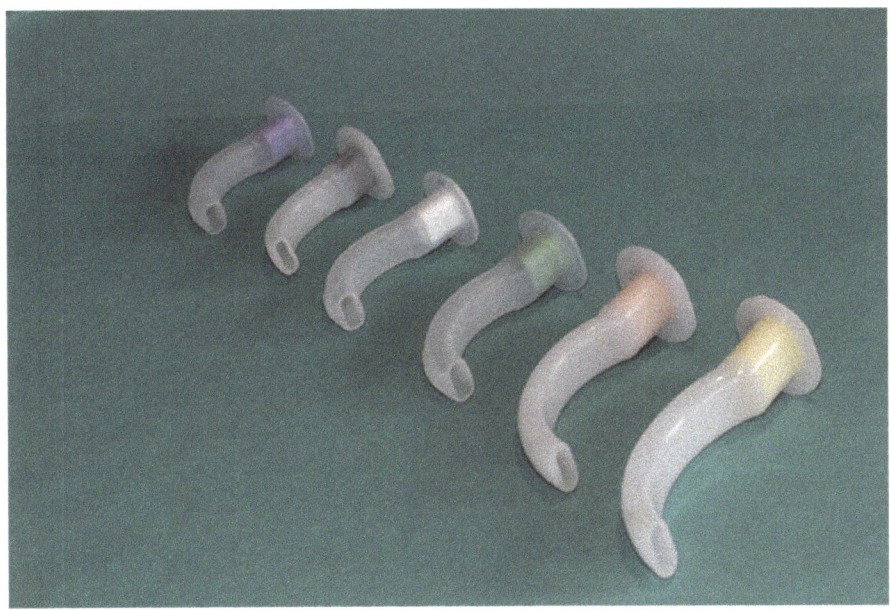

Ilustración 14 Cánulas orofaríngeas, GERCPPYN

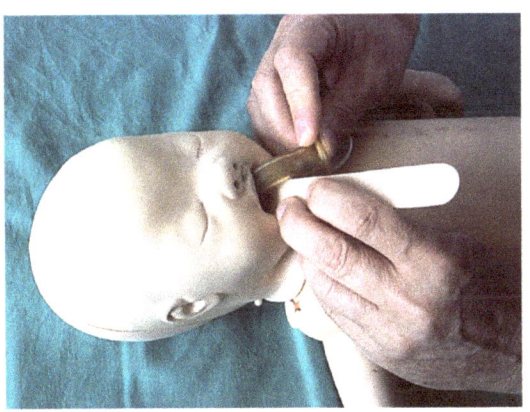 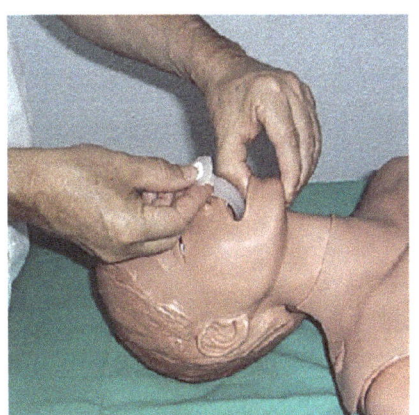

Ilustración 15 Inserción cánula orofaríngea lactante y niño, GERCPPYN

- o Tubo endotraqueal
- o Mascarilla laríngea

- Técnica ventilación con bolsa y mascarilla.
    - o 3 tamaños:
        - 250 ml: RNPT
        - 450-500 ml: < 2 años
        - 1600-2000 ml: > 2años
    - o Ritmo ventilación:
        - Recién Nacido: 40-60 rpm
        - Lactantes: 30-40 rpm

- Niños: 12-20 rpm
- PCR: 20 rpm

- Técnica intubación endotraqueal.
    - Laringoscopio:
        - Pala recta para < 1 año
        - Pala curva > 1 año
        - Números: 0 - 4
        - Longitud: comisura – cartílago tiroides

    - TET:
        - Número:
            - Prematuridad: EG/10
            - RNT: 3,5 mm
            - RN-1 año: 3,5 - 4 mm
            - 1-2 años: 4 – 4,5 mm
            - > 2 años: (edad/4) + 3,5 mm
            - > 2 años: con balón de neumotaponamiento (mantener presión balón 20-25 cm H20)
        - Distancia desde comisura: número TET (mm) x 3

- Secuencia rápida de intubación:
    1. Preoxigenar con oxígeno al 100%
    2. +/- Atropina 0,02 mg/kg iv
    3. Analgésico iv:
        - Fentanilo 1-2 mcg/kg
    4. Hipnótico iv:
        - Midazolam 0,2 mg/kg
        - Etomidato 0,2-0,3 mg/kg
        - Propofol 1-2 mg/kg
        - Tiopental 3-5 mg/kg
    5. Relajante muscular iv:
        - (Succinilcolina 1 mg/kg)
        - Rocuronio 0,6 mg/kg
    6. Ventilar con bolsa y mascarilla durante 1 minuto
    7. Intubar
    8. Comprobar (auscultación, excursión, TET se empaña, **capnógrafo**)
    9. Fijar

Regla nemotecnica "DOPES" para detectar y corregir un posible deterioro agudo del paciente durante y después de la intubacion

	Problema	Consecuencias
D	Desplazamiento del tubo endotraqueal	• Introducido en el esófago, la faringe o un bronquio, derecho (más frecuente) o izquierdo
O	Obstrucción del TET, humidificadores (HME) o circuito respiratorio	• Secreciones, sangre o cuerpos extraños • Acodamiento del tubo
P	Neumotórax y otros problemas pulmonares	• Disminución de la complianza pulmonar: neumotórax, edema pulmonar, etc • Aumento de la resistencia del sistema respiratorio: broncoespasmo • Otros: hipertensión pulmonar
E	Equipamiento (posible fallo de funcionamiento)	• Desconexión de la fuente de gas • Fuga en el circuito del respirador • Fallo en la fuente de energía del respirador • Malfuncionamiento de las válvulas, concertina, turbina o el circuito
S	Stomach (Estómago)	• La distensión gástrica puede comprometer la movilidad del diafragma

TET; tubo endotraqueal; HME: intercambiador de calor y humedad

Ilustración 16 Regla DOPES para problemas relacionados con la intubación, Manual VM pediátrica y neonatal, SECIP

- Mascarilla laríngea: dispositivo supraglótico para manejo de la vía aérea

- Técnica de introducción:
    - Hinchar - deshinchar (comprobar)
    - Introducir → guiar sobre paladar → empujar hasta notar resistencia → hinchar (se nota retroceso del tubo)
    - Comprobar llinea negra centrada → conectar a bolsa → fijar

- Ventajas:
    - Accesible
    - Rápida
    - Fácil de aprender
    - Más efectiva que la mascarilla facial
    - Menos invasiva que la intubación

- Inconvenientes:
    - Riesgo de aspiración
    - Menos efectiva que la intubación
    - Menos efectiva en pacientes con patología pulmonar severa
    - Técnica más difícil en niños que en adultos (anatomía)
    - Precio elevado

- Contraindicaciones
    - Patología faríngea: abscesos, hematomas, heridas
    - Quemaduras locales

- Obstrucción de la vía aérea baja (por debajo de las cuerdas vocales)
- Patología pulmonar importante
- Riesgo aumentado de aspiración
- Imposibilidad extender cuello o abrir la boca más de 1,5 cm

- Vía aérea difícil
    - Intubación nasotraqueal
    - Fibrobroncoscopio
    - Videolaringoscopio
    - Técnicas transtraqueales
    - Cricotiroidotomía. No en **<** 5-10 años

Hipoxemia y oxigenoterapia

- Definiciones:
    - Hipoxemia: disminución contenido de O2 en sangre < 80 mmHg
    - PaO2 < 60 mmHg
    - Hipoxia: disminución de la oxigenación tisular
    - Anoxia: ausencia de oxigenación tisular → acidosis y lesión celular
    - FiO2: fracción de O2 en aire inspirado
        - A nivel del mar 0,21= 21%

- Gravedad: Pa/Fi:
    - Pa/Fi < 300: leve
    - Pa/Fi < 200: moderada
    - Pa/Fi < 100: grave

- Correlación Pa/Fi y Sa/Fi:
    - Pa/Fi 300 → Sa/Fi 270
    - Pa/Fi 200 → Sa/Fi 235
    - Pa/Fi 100 → Sa/Fi 150

- Indicaciones O2:
    - Hipoxemia PaO2 < 60 mmHg o SpO2 < 90%
    - Shock: desequilibrio DO2 y VO2
    - Shock, anemia, sepsis, insuficiencia cardiaca, traumatismo severo
    - Hipoxia sin hipoxemia
    - Intoxicación por CO, MetaHb.
    - Hipertensión pulmonar
    - Parada cardiorespiratoria (excepto RN)

- Oxigenoterapia de alto flujo (OAF/HFNC):
    - Soporte respiratorio que aplica un flujo de aire +/- O2 humidificado y calefactado por encima del flujo inspiratorio del paciente a través de cánulas nasales
    - Humedad relativa 95-100%
    - Temperatura 37°C

- OAF material:
    - Fuente de gas y aire
    - Caudalímetro:
        - < 15 kg: caudalímetro estándar 0-15 lpm
        - > 15 kg: caudalímetro de alto flujo 0-60 lpm
    - Humidificador calentador
    - Circuito:
        - <15 kg: 12 mm (WILAmed® 10 mm)
        - > 15 kg: 22 mm
    - Cánulas nasales (no ocluir totalmente narina; 50%)
        - RN: neonatal, flujo máx 6 lpm
        - Lactante: Infantil-pediátrica, flujo máx 20-25 lpm (WILAmed® 8 lpm)
        - > 10 kg: Adulto S, flujo máx 60 lpm

- +/- Válvula de sobrepresión
- +/- Nebulizadores (rama seca, antes del humidificador)

- Indicaciones OAF:
    - Insuficiencia respiratoria hipoxémica moderada sin hipercapnia ($FiO_2 > 0,4$)
    - Dificultad respiratoria (bronquiolitis, neumonía, asma, ICC, etc.)
    - Destete VMC, VNI
    - Enfermedades neuromusculares
    - Apneas lactante/prematuro

- Pauta OAF:
    - FiO_2 inicial: 50-60% e ir disminuyendo
    - Objetivo SpO_2: 93-97%
    - Flujo (lpm):
        - < 10 kg: 2 l/kg/min
        - > 10 kg: 2 l/kg/min primeros 10 kg + 0,5 l/kg/min por encima 10 kg
        - Otros autores: VM x 3-8

- Cuidados de enfermería OAF:
    - SNG la gran mayoría
    - Aspirar SNG cada 2-4 horas para vaciar aire
    - Cuidados nasales cada 2-4 horas
    - Vigilar y asegurar cánulas en posición correcta y que no haya presión en las narinas
    - Asegurar permeabilidad gafas y narinas (condensación, secreciones) → succión suave a demanda
    - Comprobar nivel de agua del humidificador cada 4 horas
    - Mantener tubuladuras por debajo del paciente para evitar que el agua refluya
    - Anotar en gráfica cada hora hasta estabilidad, posteriormente cada 2-4 horas según evolución:
        - Flujo aire, FiO_2
        - Temperatura humidificador
        - FC, FR, SpO_2, Sa/Fi, dificultad respiratoria

- Tratamiento hipoxemia:
    - Valorar estado de oxigenación (PaO_2, Pa/Fi, SaO_2, SpO_2, Sa/Fi, IO, OSI, etc.)
    - Clasificar la hipoxemia: leve, moderada, grave
    - Determinar la causa o causas de la hipoxemia
    - Tratar la hipoxemia
    - Tratar la causa (FiO_2, ventilación, V/Q, difusión, transporte (hb), bombeo (GC), captación, cortocircuito, etc.)
    - Disminuir el consumo de O_2 (VO_2)
    - Revisar indicaciones oxigenoterapia y tipo
    - Revisar contraindicaciones de cada tipo de oxigenoterapia
    - Monitorización continua
    - Revaloración frecuente

- o Evitar hiperoxia
- o Evitar efectos adversos/iatrogenia

Manejo insuficiencia respiratoria hipoxémica

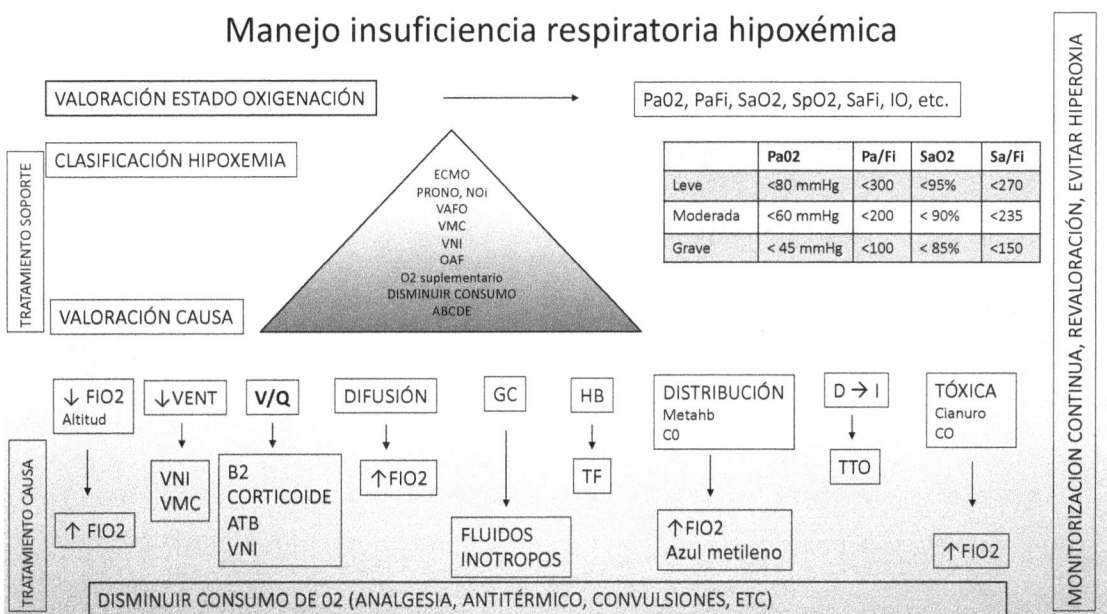

Ilustración 17 Manejo global hipoxemia

Soporte respiratorio en la hipoxemia

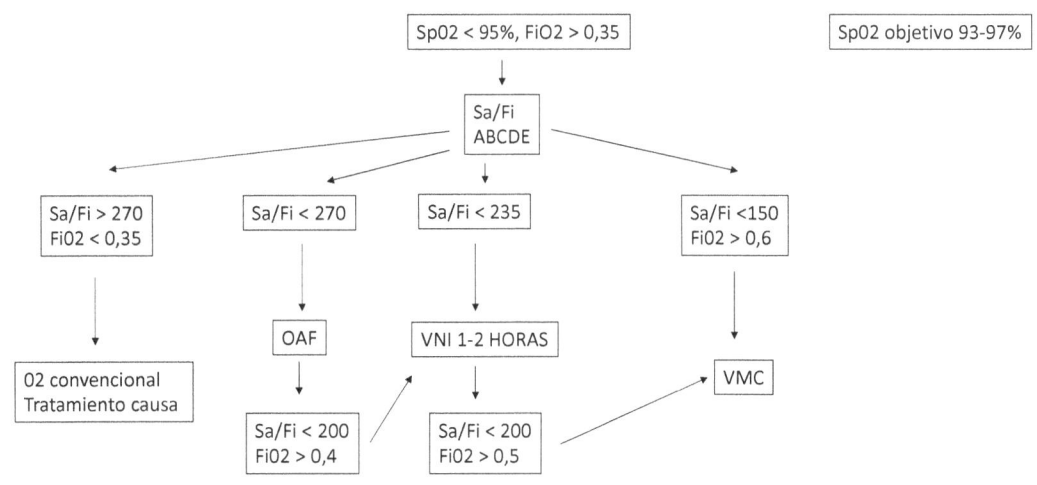

Ilustración 18 Soporte respiratorio en la hipoxemia

Capnografía

- Medición no invasiva, continua y a tiempo real de la concentración de CO_2 a lo largo del ciclo respiratorio

- CO_2: Célula → Transporte → Eliminación
    - CÉLULA: Producto producido por actividad metabólica celular
        - O_2 + glucosa → H_2O + CO_2* + 36 ATP
    - TRANSPORTE CO_2/BOMBEO:
        - GC: volumen latido x FC
        - Perfusión pulmonar
    - ELIMINACIÓN: VENTILACIÓN:
        - Obstrucción
        - Restrictivo
- $PaCO_2$:
    - Normal: $PaCO_2$ = 35-45 mmHg → Normocapnia.
    - Elevada: $PaCO_2$ > 45 mmHg → Hipercapnia.
    - Baja: $PaCO_2$ < 35 mmHg → Hipocapnia.

- $PaCO_2$ aumenta:
    - ↑Actividad celular
        - Fiebre, actividad muscular (convulsión), dolor, escalofríos, sepsis, infusión bicarbonato
    - ↑Trasporte CO_2:
        - ↑ GC, estado hiperdinámico, reperfusión tisular
        - ↑ perfusión pulmonar
    - ↓ Eliminación = Hipoventilación
        - ↓ FR
        - Hipoventilación: obstrucción, broncoespasmo ($PaCo_2$) pero broncodilatación ($EtCO_2$), apnea, depresión SNC, depresión farmacológica, etc.
        - Reinhalación
        - Malfunción vávula espiratoria
        - ↓Soporte respiratorio: FR, Vt

- $PaCO_2$ disminuye:
    - ↓ Actividad celular
        - Hipotermia, hipotiroidismo, sedoanalgesia, relajantes musculares, acidosis metabólica (comp ↑ FR)
    - ↓ Trasporte CO_2:
    - ↓ GC: hipovolemia, hipotensión, hipoperfusión, bradicardia, arritmia, PCR
        - ↓ perfusión pulmonar(TEP)
    - ↑ Eliminación = Hiperventilación
        - ↑FR, ↑Vt
        - Broncoespasmo($EtCO_2$)
        - Fuga (alrededor TET, circuito, balón)
        - Shunt: atelectasia ($EtCO_2$ falsamente baja: alveolo perfundido no ventilado)
        - ↑soporte respiratorio (Vt, FR)

- ETC02 = 0
    - Cuando no hay transporte de C02
        - Parada cardiaca
    - Cuando no hay eliminación de C02
        - Parada respiratoria
        - Obstrucción completa de la vía aérea (cuerpo extraño, TET)
    - Cuando el capnógrafo no detecta C02
        - No hay contacto sensor con C02 alveolo = Intubación esofágica, desconexión circuito, fuga (alrededor tubo, balón pinchado)

- Utilidades capografía:
    - Confirmación IOT (método más sensible para confirmar correcta localización TET – si no PCR-) o cánula traqueostomía
    - Control y monitorización ventilación pacientes intubados/ventilados/en espontánea
    - Detección **precoz** apnea y obstrucción vía aérea
    - Detecta: hipoventilación, hiperventilación, hipertermia, extubación accidental, desconexión del equipo, fallo del equipo (fugas, desconexiones, etc.), asincronía paciente-respirador y otras
    - Control de la calidad de las maniobras de RCP
        - Si GC = 0 (PCR) → EtC02 = 0
        - Durante PCR EtC02 > 20-25 = buena calidad compresiones torácicas
        - Durante PCR EtC02 > 40 = buen pronóstico recuperación circulación espontánea

- EtC02 estima PaC02
    - PaC02 = 35-45 mmHg
    - Paciente sano con V/Q normal: gradiente 2-5 mmHg (EtC02 < PaC02)
    - Siempre "calibrar"
    - Cuando existe patología (obstrucción, etc) → el gradiente aumenta (> 10 mmHg)

- Onda normal capnografía:

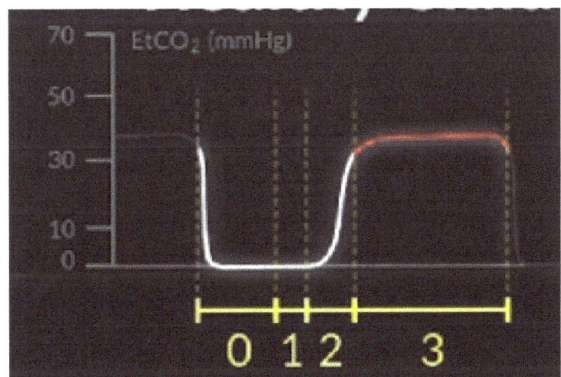

Ilustración 19 Onda capnografía normal, Openpediatrics

- Fase 0: inspiración. EtC02 = 0
- Fase 1: "Autocero". Inicio espiración con salida aire espacio muerto mecánico + anatómico de las vías de conducción. EtC02 $\simeq$ 0
- Fase 2: fase de mezcla (subida rápida, pendiente). Aire de espacio muerto anatómico + espacio muerto alveolar + gas alveolar ($\uparrow$[C02])
- Fase 3: fase alveolar, plateau: es la salida del gas alveolar. EtC02

- 2 ángulos:
  - Alfa (transición 2-3)
    - Normal 90-110°
    - Indica estado V/Q
    - >90-110°: alteración V/Q obstrucción (broncoespasmo, obstrucción circuito, etc.)
  - Beta (transición 3-0)
    - Normal: 90°
    - > 90°: reinhalación

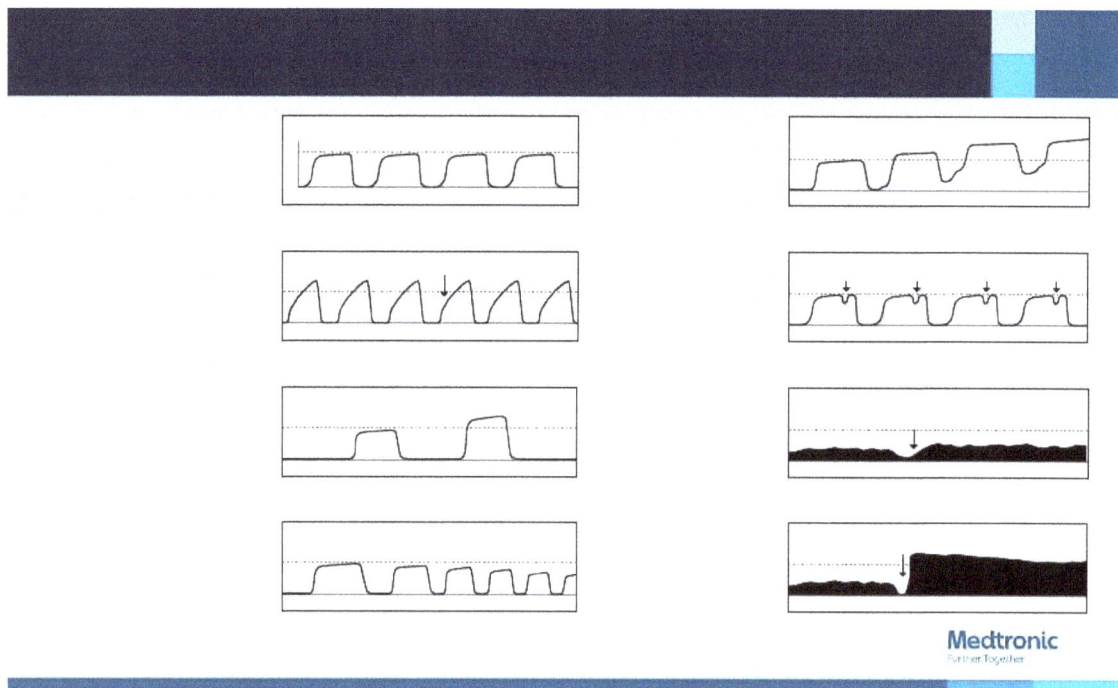

Ilustración 20 Ondas de capnografía, Medtronic

Ventilación mecánica invasiva

- Fisiología de la respiración:
    - Respiración = intercambio de gases entre el organismo y el exterior.
    - Entrada de 02 → intercambio de gases a nivel pulmonar → trasporte de 02 a todos los tejidos corporales → captación celular de 02 → metabolismo celular: respiración celular → eliminación celular de C02 → trasporte de C02 → eliminación C02.
    - Respiración celular aeróbica:
        02 + glucosa → H20 + C02 + 36 ATP (energía)

- La ventilación pulmonar se genera por un **gradiente de presiones** que da lugar a un flujo de gas.
- Ley de Poiseuille: Movimiento fluido (gas, líquido) es proporcional a la diferencia de presión p1 y p2 a lo largo de una longitud y en contra de una R al paso del fluido
- Flujo de gas: $Q = \frac{\Delta P}{R}$

- La inspiración es un proceso activo: contracción de los músculos respiratorios → presión negativa espacio pleural → gradiente de presión → entrada de aire desde el exterior.
    - Músculos inspiratorios contraídos → cavidad torácica se expande → presión negativa torácica → entrada de aire
    - Músculo principal: diafragma
- La espiración: en condiciones normales es un fenómeno pasivo debido a la elasticidad del pulmón y de la caja torácica (tendencia a colapsarse)

- Presiones implicadas en la respiración:
    - Presión pleural: presión en el espacio pleural
        - Basal: -5 cmH20 (necesaria para mantener los pulmones abiertos en espiración)
        - Se hace más negativa con la inspiración por contracción de los músculos inspiratorios: -7 cmH20.
        - Según la presión pleural se hace más negativa en inspiración → aumenta volumen pulmonar por entrada de gas
    - Presión alveolar: Presión en el interior de los alveolos (en reposo = 0 cmH20 = atmósfera → no hay movimiento de aire).
        - Inspiración: -1 cm H20 por debajo presión atm → entrada de aire
        - Espiración: +1 cmH20 superior a la atm → salida de aire
    - Presión transpulmonar:
        - PTP = P alveolar - P pleural
        - Gobierna la ventilación

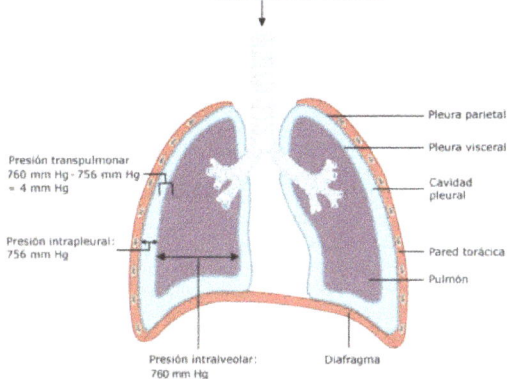

- Trabajo respiratorio: En condiciones normales, el trabajo respiratorio representa < 5% del consumo de 02 (VO2) del organismo. En insuficiencia respiratoria, sepsis, etc.: puede aumentar a 30% o más (50%)
    - Tiene que superar fuerzas elásticas del pulmón y la caja torácica y vencer las resistencias. CT = C x R
    - Las situaciones de aumento del trabajo respiratorio se producen generalmente por **2 mecanismos**:
        - Disminución de la distensibilidad pulmonar
        - Aumento de la resistencia en la vía aérea

- Compliancia (C): C = $\Delta V / \Delta P$
    - Cambio de volumen que produce cada cambio de presión transpulmonar.
    - Es la capacidad de "estiramiento" del pulmón.
    - Valor normal: 1-2 ml/kg/cmH20 (adulto: 200 ml/cmH20)
    - Altos: hiperinsuflación
    - Bajos: hipoventilación = colapso
    - C elevada: cuando al aplicar una P el pulmón acepta mucho gas.
    - C disminuida: cuando al aplicar una P el pulmón acepta poco gas (SDRA, fibrosis pulmonar, SDR)

- Resistencia: La vía aérea ejerce una R al paso del gas, que dependerá de las características anatómicas del árbol bronquial y de la propia composición del gas.
    - R es la diferencia entre la presión boca y alveolo necesaria para mover aire a través vía aérea.
    - $R = \dfrac{8 \times longitud\ tubo \times viscosidad\ gas}{\pi \times r^4}$

- Insuficiencia respiratoria: Incapacidad del aparato respiratorio para mantener una oxigenación adecuada de la sangre y para eliminar el CO2 procedente del metabolismo tisular.

- Se clasifica en función de la capacidad para eliminar CO2:
    - IRA hipoxémica o tipo I: pO2 menor de 60 mmHg en una gasometría arterial, respirando aire ambiente, con pCO2 normal (35 – 45 mmHg):
        - Hipoventilación
        - Alteración V/Q
        - Trastorno Difusión
        - ↓ FiO2
    - IRA hipercápnica o tipo II: pO2 menor de 60 mmHg en una gasometría arterial, respirando aire ambiente, con pCO2 mayor de 50 mmHg con un pH inferior a 7,30.
        - Hipoventilación: ↓ VM, ↑ espacio muerto, ↑ producción C02
        - 3 patrones de alteración de la ventilación:
            - Restrictivo: ↓compliancia
            - Obstructivo: ↑Resistencia

- Mixto

- Ventilación mecánica (VM): Ayuda externa artificial a la respiración que introduce gases en la vía aérea del paciente por medio de un sistema mecánico externo

- Indicaciones VM:
    - Intercambio de gases suficiente (oxigenación y retención carbónico)
    - ↓ trabajo/agotamiento músculos respiratorios
    - Disminuir el consumo de O2 (shock).
    - Hipoxia celular (cianuro, CO)
    - Bloqueo neuro-muscular (anestesia)
    - Lesiones neurológicas que precisen hiperventilación
    - Expansión pulmonar correcta (atelectasias) y lavado de secreciones
    - Minimizar lesión pulmonar inducida por ventilador → Cesar soporte respiratorio

- VM con presión positiva:
    - El fallo respiratorio = Incapacidad para generar suficiente PTP
    - La presión positiva produce un aumento artificial de Palv → ↑ PTP y ↓ trabajo respiratorio

- Tipos VM:
    - Invasiva: tubo endotraqueal o traqueostomía
    - No invasiva: interfases: mascarillas, púas nasales, TET en orofaringe, Helmet®

- Tipos respiradores:
    - Respiradores de flujo continuo (neonatales):
        - Mantienen flujo continuo durante TODO el ciclo respiratorio (inspiración + espiración)
        - Son limitados por presión* (cicla hasta alcanzar una determinada presión) y ciclados por tiempo (se mantiene durante el Ti programado)
        - Ventajas: el niño puede respirar en cualquier momento sin necesidad de abrir ninguna válvula (= ofrecen poca resistencia a la respiración espontánea del paciente), más sencillos de utilizar
        - Menos modalidades, sólo para RN y lactantes, normalmente no es posible en espontáne

    - Respiradores de flujo discontinuo (convencionales):
        - Entre cada ciclado (ciclo inspiratorio) no hay aire en el circuito
        - Si el paciente quiere inspirar → tiene que abrir válvula inspiratoria del respirado

- Son respiradores más completos, más modalidades, permiten modalidades espontáneas, pueden emplearse en todas las edades
- Más complejos de usar. Ofrecen más resistencia a la respiración espontánea del paciente

- Tubuladuras: Tubos de plástico corrugados flexibles de baja distensibilidad y resistencia y escaso espacio muerto
    o Calibres: 3 calibres
        - Neonatal: 8,5-11 mm
        - Niño: 15 mm
        - Adulto: 22 mm
    o Longitud: 75-225 cm
        - Muy largas → ↑ espacio muerto
    o Sensores térmicos: para usar calentadores/humidificadores con servocontrol

- Humidificadores: Dispositivos con reservorio de agua que se colocan en el asa inspiratoria. Calientan y humidifican el aire. Se puede regular temperatura y humedad

- Clasificación VM:
    o Según variable de control (parámetro fundamental que se programa):
        - Volumen
            - Volumen constante programado
            - Flujo constante = velocidad constante
            - Presión variable → barotrauma
            - Tiempo inspiratorio
            - Tiempo de pausa
            - Ventilación asegurada
        - Presión
            - Volumen variable → volutrauma
            - Flujo decelerante = velocidad decelerante
            - Presión constante
            - Tiempo inspiratorio
            - No tiempo pausa
            - Riesgo hipo/hiperV

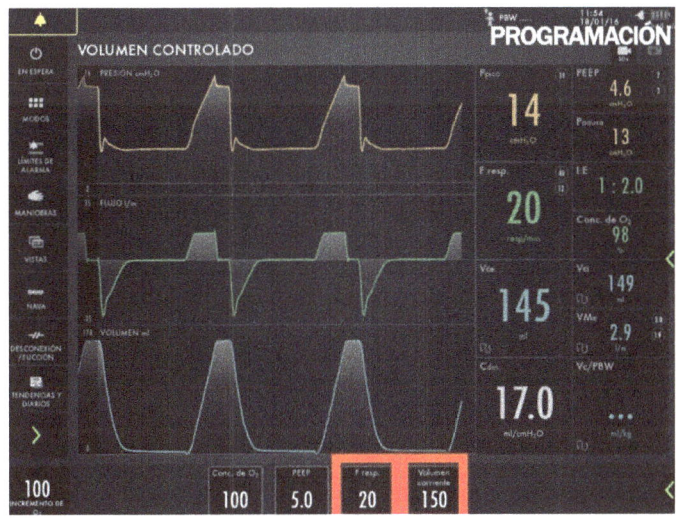
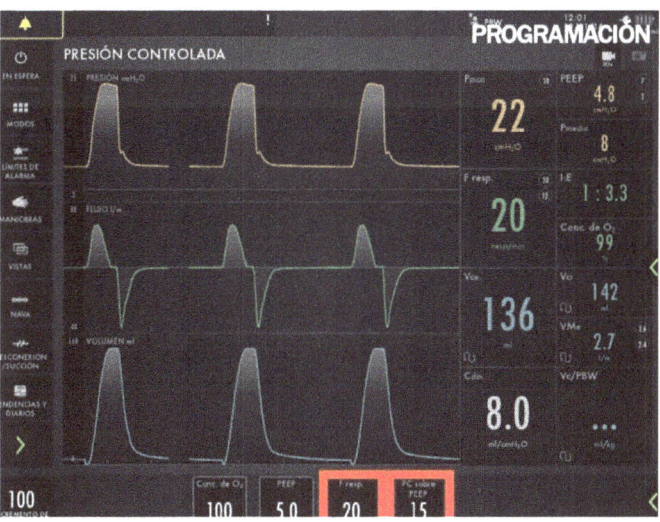

Ilustración 21 Volumen Control, SECIP   *Ilustración 22 Presión control: SECIP*

- Según relación paciente-respirador:
  - Controlada
  - Asistida/Controlada
  - SIMV (Ventilación Mandatoria Intermitente Sincronizada)
  - PS
  - VG o de soporte
- PCRV/VCRP/VG

- Controlada: El respirador hace todo, el niño no puede respirar → sedoanalgesia profunda +/- relajación, coma
  - Trigger: respirador
  - Ciclado: respirador
  - El respirador hace todas las respiraciones

- Asistida/Controlada: El respirador hace un número programado de respiraciones pero el paciente puede iniciar respiraciones extra ("pide") si abre la válvula inspiratoria → menos sedoanalgesia
  - Trigger: paciente
  - Ciclado: respirador
  - El respirador hace todas las respiraciones. El niño no puede hacer espontáneas pero si pedir más

- SIMV: Mezcla en función FR programada → Hay respiraciones mandatorias y otras espontáneas. Hay una ventana de trigger
  - El respirador realiza las respiraciones programadas
  - Entre ellas el niño puede pedir y realizar respiraciones espontáneas si abre la válvula inspiratoria

- PS: EL paciente hace todo. El respirador no realiza ninguna respiración.
  - Trigger: paciente
  - Ciclado: paciente

- El niño inicia todas y el respirador le ayuda con una presión determinada
- El inicio y fin de la respiración están determinados por el paciente

- Programación:

	Presión	Volumen
Volumen tidal	NO	7-10 ml/kg
PPI	RNPT: 12-15 cmH$_2$O RNT y lactante: 15-20 cmH$_2$O Niño: 20-25 cmH$_2$O	NO
Frecuencia respiratoria.	0-6 meses: 30-40 rpm 6-24 meses: 25-30 rpm 2-5 años: 20-25 rpm 5-10 años: 15-20 rpm > 10 años: 15 rpm	
Tiempo inspiratorio	33% ciclo respiratorio	
Tiempo pausa	NO	5-20 % ciclo respiratorio 20-30 % tiempo inspiratorio
Relación I:E	1:2	
Flujo	Decelerante	Constante (onda cuadrada)
PEEP	5 cmH$_2$O	
Trigger inspiratorio	Flujo/Presión (modos A/C y SIMV)	
Alarmas	> importante: volumen/volumen minuto	> importante: presión

Ilustración 23 Programación inicial VM, Manual VM pediátrica y neonatal, SECIP

Algoritmo de higiene y antisepsia

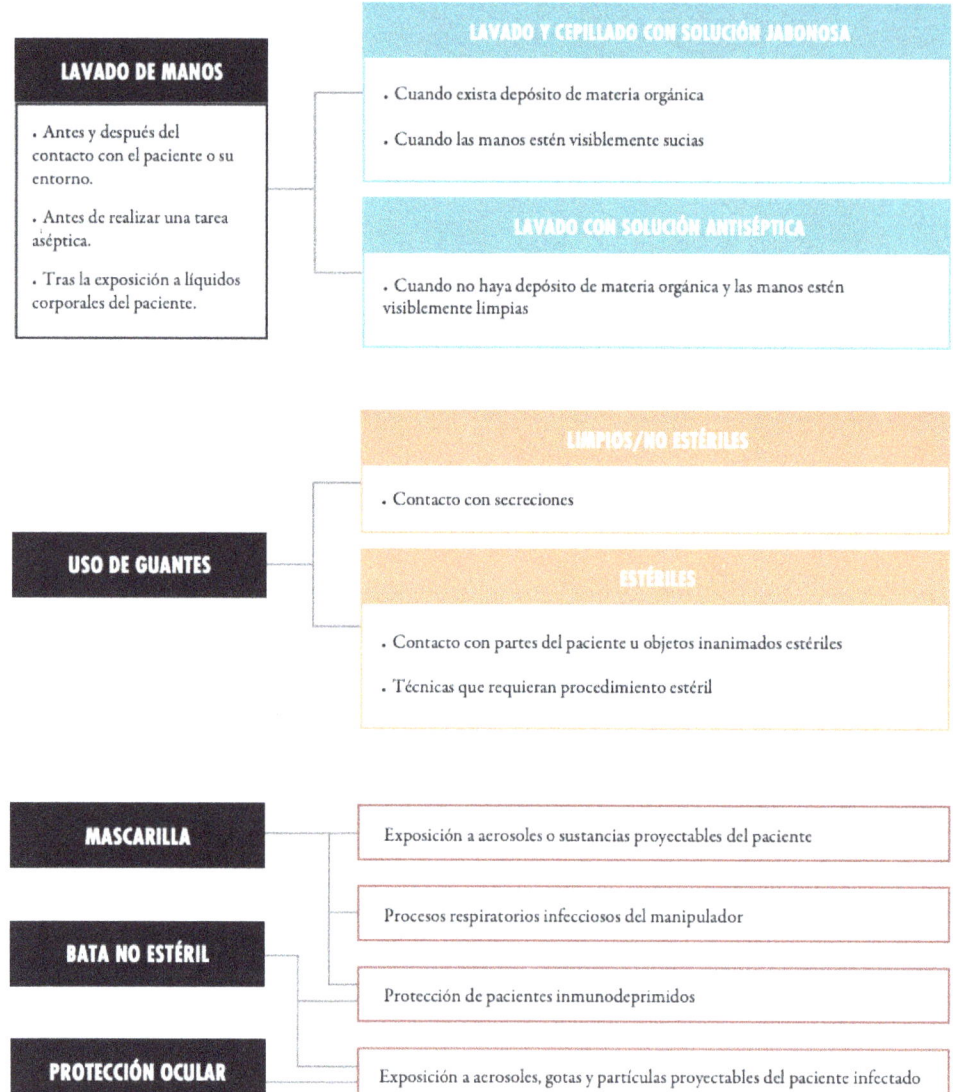

Ilustración 24 Algoritmo higiene y antisepsia, Manual VM pediátrica y neonatal, SECIP

Algoritmo intubación oronasotraqueal

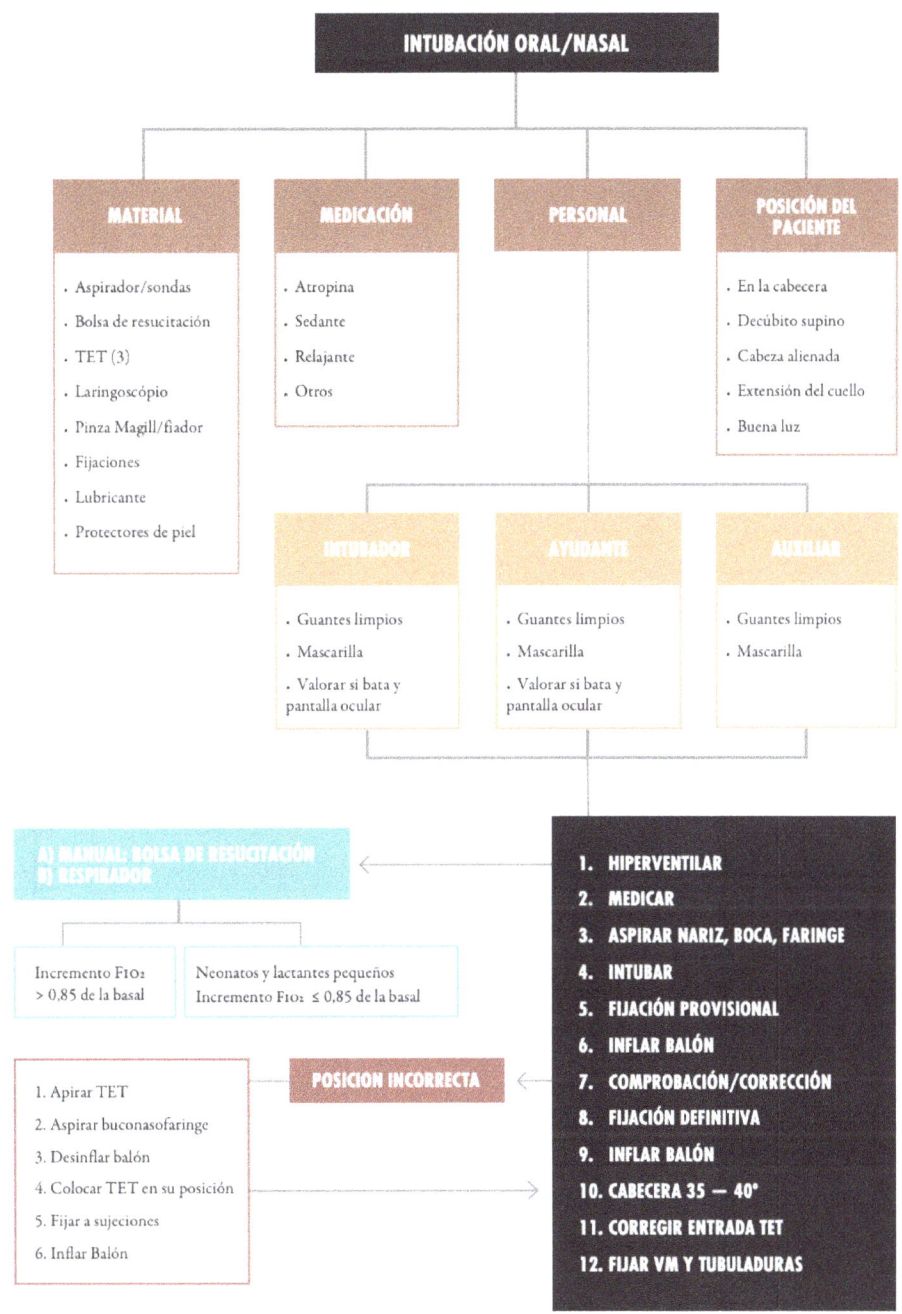

Ilustración 25 Algotirmo intubación oronasotraqueal, Manual VM pediátrica y neonatal, SECIP

Algoritmo de aspiración por el tubo endotraqueal

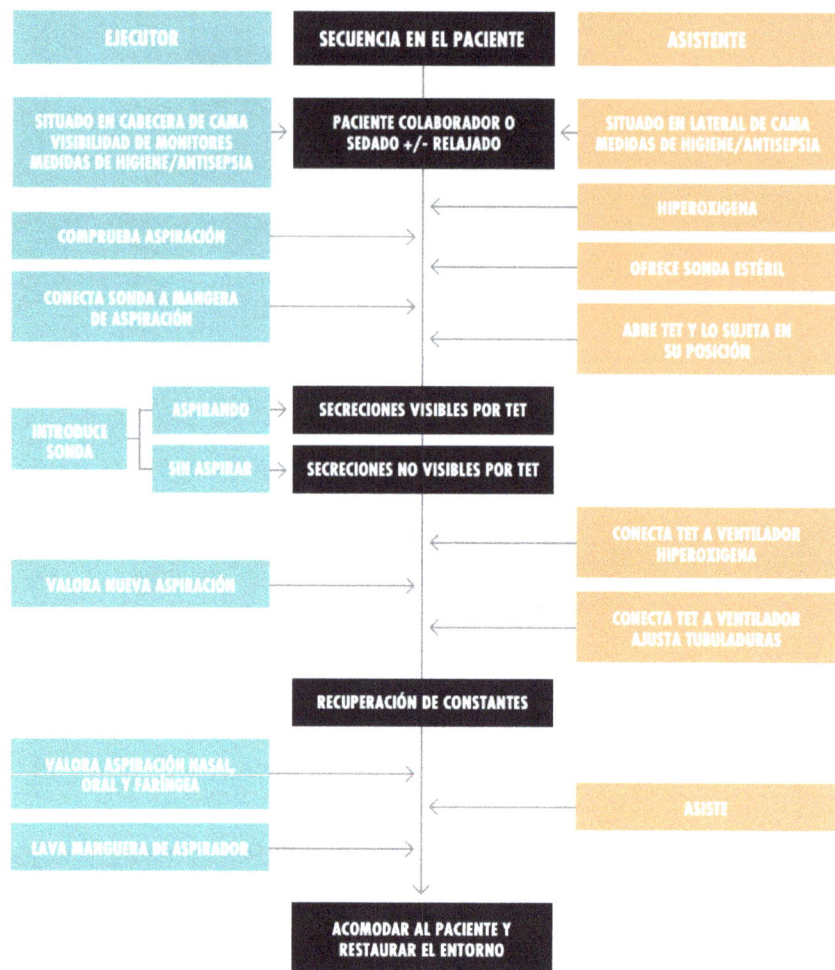

Ilustración 26 Algoritmo aspiración tubo endotraqueal, Manual VM pediátrica y neonatal, SECIP

- Monitorización de curvas:
    - Fuga:

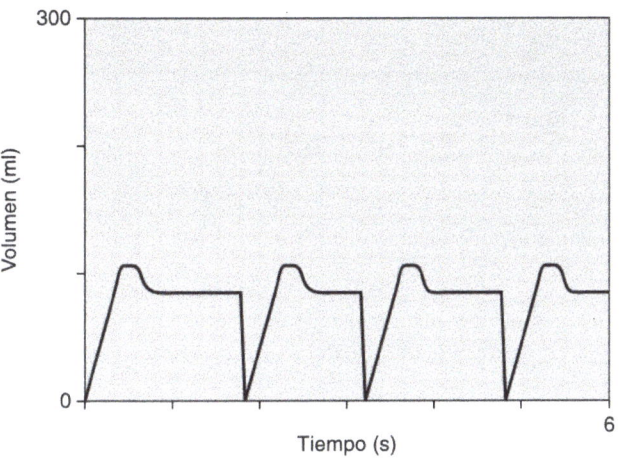

Ilustración 28 Fuga en curva volumen-tiempo

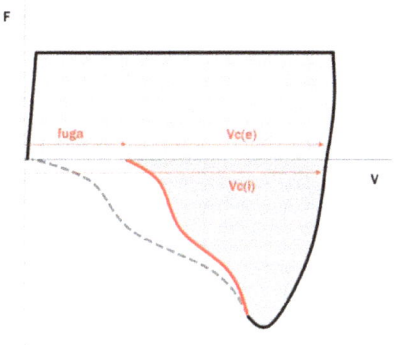

Ilustración 27 Fuga en curva flujo-volumen

- Atrapemiento:

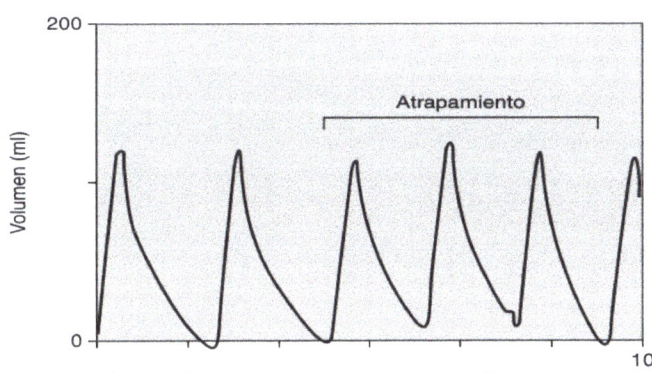

Ilustración 29 Atrapamiento en curva volumen-tiempo

- Secreciones:

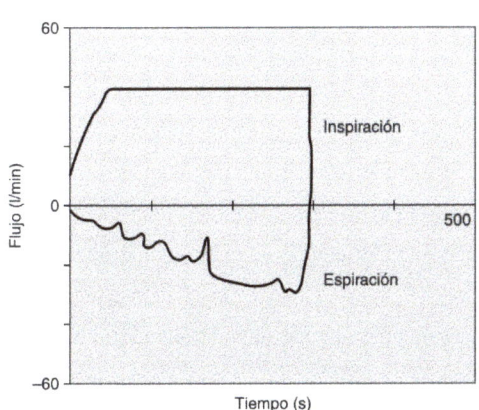

Ilustración 30 Secreciones en curva Flujo-tiempo

- Compliancia

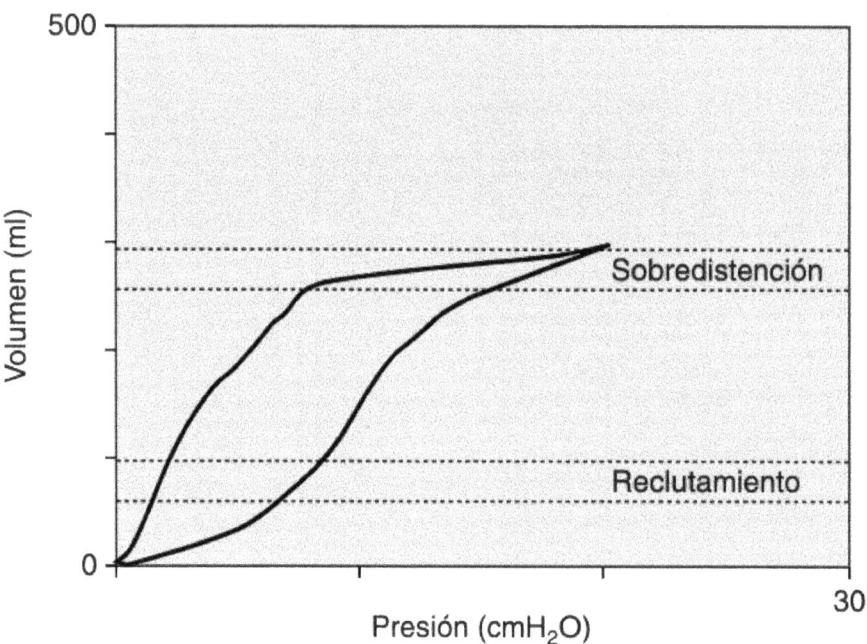

Ilustración 31 Compliancia: curva presión-volumen

Ventilación mecánica no invasiva

- La VNI es una técnica de soporte respiratorio que no requiere vía área artificial (tubo endotraqueal ni una cánula de traqueostomía)

- Objetivo: ↓ trabajo respiratorio y mejorar intercambio gaseoso

- Efectos VNI:
    - Mejora dinámica pulmonar
        - ↑ P alveolar → ↑ PTP → pulmón alcanza > volumen
        - ↑ CRF
        - Mantiene vía aérea superior abierta
    - Reclutamiento de alveolos colapsados o no ventilados
        - ↓ Shunt → Mejora relación V/Q
        - Mejora oxigenación

- Modalidades VNI:
    - CPAP: presión positiva continua en la vía aérea, pero realiza todas las inspiraciones sin más apoyo ni frecuencia programada
    - BIPAP: el paciente recibe 2 presiones:
        - IPAP: presión + durante la inspiración, sincronizada con su esfuerzo respiratorio
        - EPAP: presión + durante la espiración
        - Respiradores específicos: S/T, T,
        - Respiradores convencionales: PS, PC
    - Dado que la VNI se realiza con el paciente en respiración espontánea, la frecuencia pautada y el tiempo inspiratorio asociado sólo funcionan en las respiraciones de rescate.

- Metodología VNI: ICEMAN

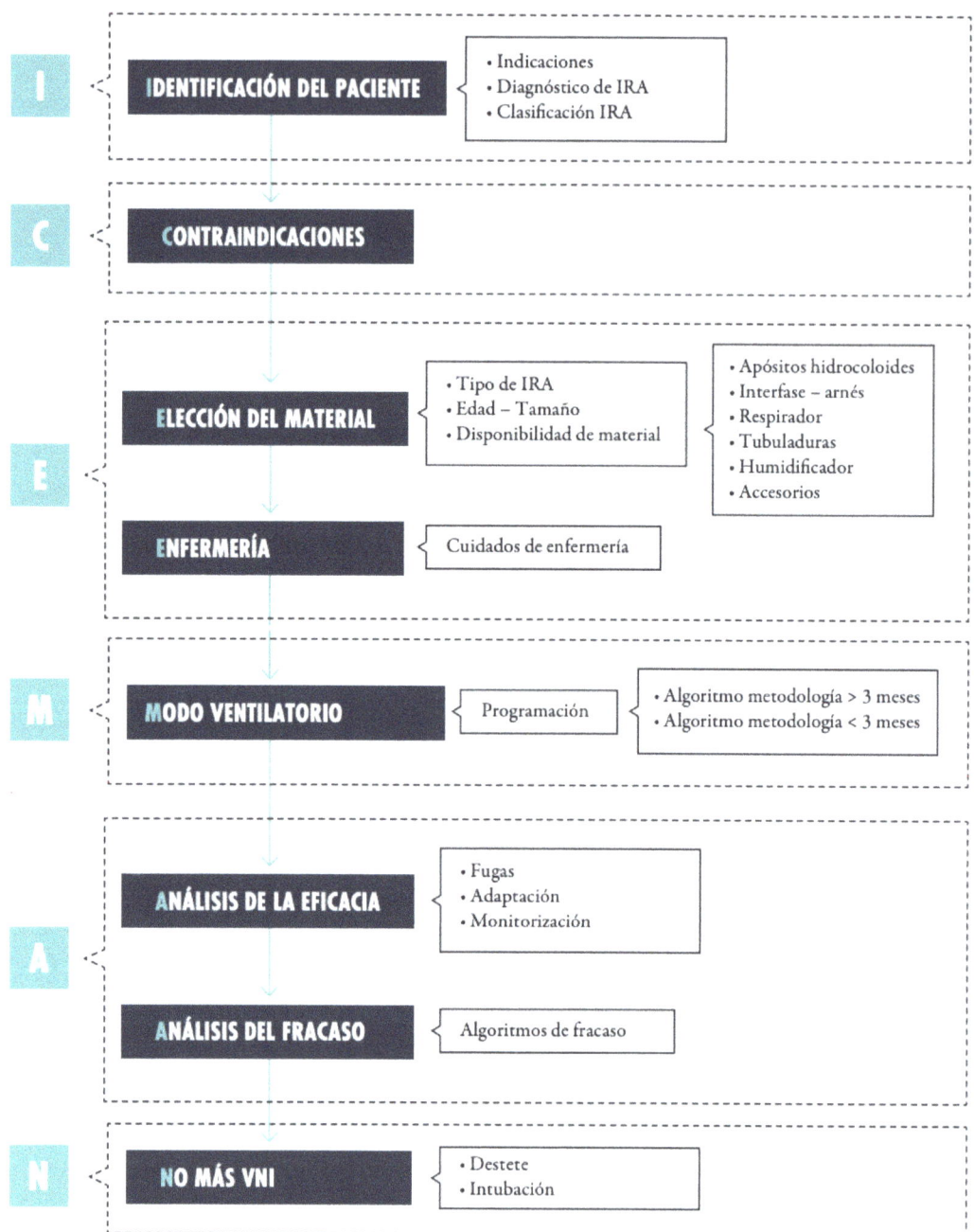

Ilustración 32 Algoritmo general VNI, Manual VM pediátrica y neonatal, SECIP

- Indicaciones VNI:
    - Insuficiencia respiratoria tipo 1 (hipoxemia):
        - Neumonía
        - EAP
        - SDRA leve
        - SDR neonatal
        - Bronquiolitis

    - Insuficiencia respiratoria tipo 2 (hipoventilación):
        - Bronquiolitis
        - Asma

- - - Apneas obstrucitivas
    - Apneas centrales
    - Obstrucción vía aérea superior: laringitis, laringotraqueitis
    - Enfermedades neuromusculares: Duchenne, AME, Sd. Guillain-Barré, FQ, miastenia graves
  - Otras: post-extubación, procedimientos sedación, insuficiencia respiratoria grave terminal (indicación paliativa)

- Contraindicaciones VNI:
  - Vía aérea no sostenible
  - Obstrucción fija vía aérea alta
  - Cirugía vía aérea alta
  - Insuficiencia respiratoria grave
  - Parada respiratoria inminente
  - SDRA Pa/Fi < 150
  - Neumotórax no drenado
  - Inestabilidad hemodinámica, shock
  - Cardiopatías congénitas dependientes de flujo pulmonar
  - Arritmias graves
  - Incapacidad protección vía aérea
  - Afectación bulbar, parálisis cuerdas vocales, coma Glasgow < 9
  - Vómitos profusos
  - Hemorragia digestiva alta
  - Obstrucción intestinal
  - Cirugía digestiva alta
  - Traumatismo facial, quemaduras o cirugía facial

- Interfases:
  - Tipos: nasales, buconasales, faciales, casco (Helmet)
  - Puerto exhalación C02: sólo pueden utilizarse con respiradores específicos de VNI (tubuladura única)
  - Válvula antiasfixia: permiten respiración aire ambiente si hay fallo eléctrico del equipo (se queda sin flujo de aire en la tubuladura) evitando que sea un sistema cerrado. Sólo para respiradores específicos de VNI
  - Sistemas de sujeción: gorros, cinchas

- Respiradores:
  - Específicos VNI: mejor sincronización y compensación de fugas
    - Interfase vented
    - Válvula antiasfixia
    - Tubuladura única
  - Convencionales con módulo VNI: mejor sincronización inspiratoria en lactantes < 3 meses
    - Interfase non-vented
    - Doble tubuladura
  - Específicos VNI domiciliaria

- Humidificadores con servo control

- VNI: 34°C
- VNI RN: 38ªC
- Aerosolterapia:
    - Intercalado en circuito
    - Pieza que permite conectar dispositivo MDI (metered-doce inhaler)
- Filtros
- Válvula Plateau

- Análisis eficacia:
    - **Monitorización continua** = Punto clave
    - Especialmente primeras 4-6 horas
    - Vigilar parámetros:
        - Clínicos: trabajo respiratorio, **FR***, confort
        - Monitor: FC, FR, Sp02, **Sa/Fi**, C02
        - Respirador: **Fugas**, volumen tidal (6-10 ml/kg respirador específico, 6 ml/kg convencional)

- Análisis fracaso:
    - Indicación inadecuada
    - Selección inadecuada interfase, respirador, parámetros
    - Asincronías
    - No ↓ FR y Fi02 primeras 2 horas
    - Progresión enfermedad: > hipoxemia, > hipoventilación, empeoramiento gasométrico
    - Aparición complicaciones no manejables
    - Aparición contraindicaciones (↓ nivel conciencia, inestabilidad. hemodinámica, etc.)

Lista de chequeo sistemático ante la posibilidad de fracaso de la ventilación no invasiva (VNI)

Comprobar que el tratamiento etiológico sobre la causa del fallo respiratorio es adecuado
Facilitar el drenaje de las secreciones mediante fisioterapia
Descartar aparición de nuevas complicaciones: • Neumotórax • Neumonía aspirativa
Persistencia de hipoxemia: • Cambio a respirador con mezclador de oxígeno • Valorar aumento de la EPAP • Aumentar FIO_2

Persistencia de hipercapnia:
1. Descartar ventilación inadecuada
  • Comprobar expansión torácica/ ruidos respiratorios
  • Volumen corriente adecuado
  • Descartar fugas en interfase y circuito
2. Tratar ventilación inadecuada
  • Ajustar interfase o valorar cambio si fugas
  • Aumentar IPAP
  • Acortar rampa a 0,1 o 0,05 segundos
  • Reducir asincronía
3. Descartar reinhalación
4. Tratar reinhalación
  • Incrementar EPAP manteniendo PS igual
  • Valorar interfase con menor espacio muerto dinámico
  • Helmet: comprobar flujo de gas es suficiente (> 30 L/m)

EPAP: presión positiva al final de la espiración; FIO_2: fracción inspirada de oxígeno; I:E: inspiración:espiración; IPAP: presión positiva inspiratoria

Ilustración 33 Lista de chequeo fracaso VNI, Manual VM pediátrica y neonatal, SECIP

- Complicaciones VNI:
  - Intolerancia: incremento flujo para compensación de fugas, alteraciones SNC por hipercapnia, claustrofobia
  - Explicar, cambiar IF, ajustar IF, sedación (no) farmacológica
  - Interfase: dermatitis irritativa, úlceras por presión (→ necrosis cutánea)
  - Apósitos, ácidos grasos hiperoxigenados, descansos, alternar interfases
  - Conjuntivitis irritativa por fuga de aire
  - Reinhalación: IF con ↑ espacio muerto,
  - Neumotórax
  - Distensión gástrica
  - Asincronía
  - Aspiración alimentaria
  - **Retraso en la intubación del paciente**: es la complicación más grave
  - Hipoplasia malar con mala oclusión dentaria
  - Herniación orbitaria

Algoritmo de montaje del sistema de ventilación mecánica no invasiva

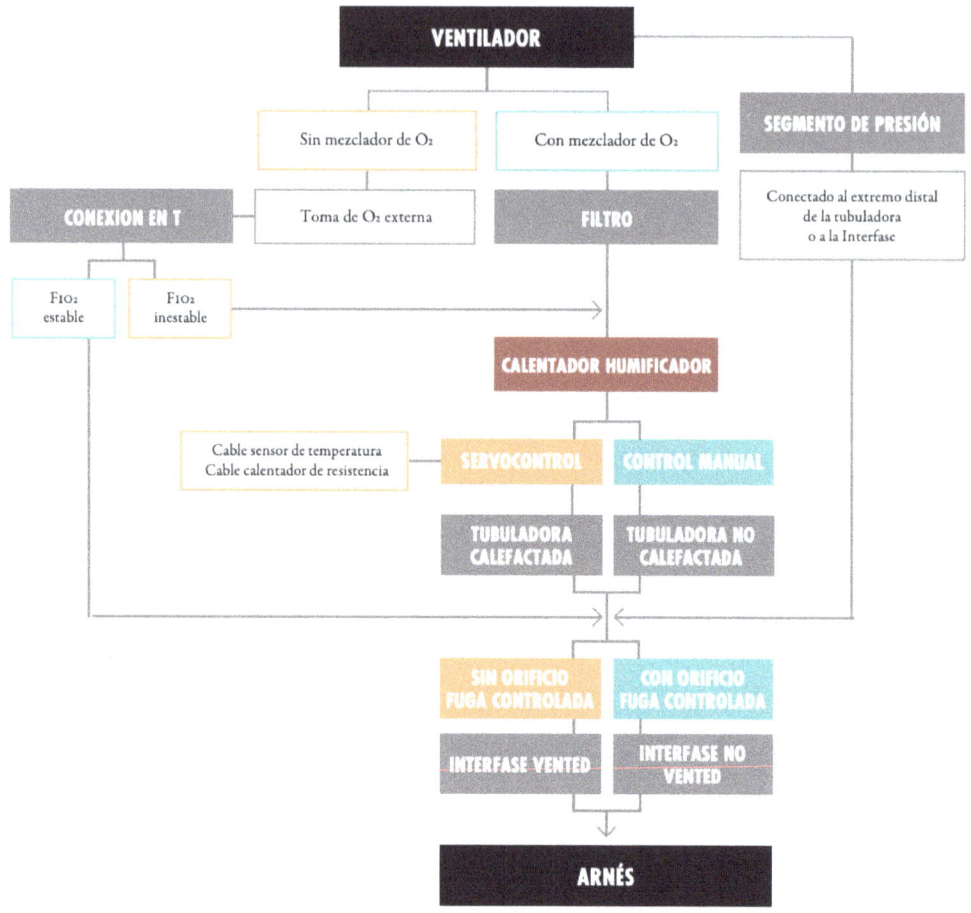

Algoritmo de secuencia de preparación previa al inicio de la ventilación no invasiva (VNI)

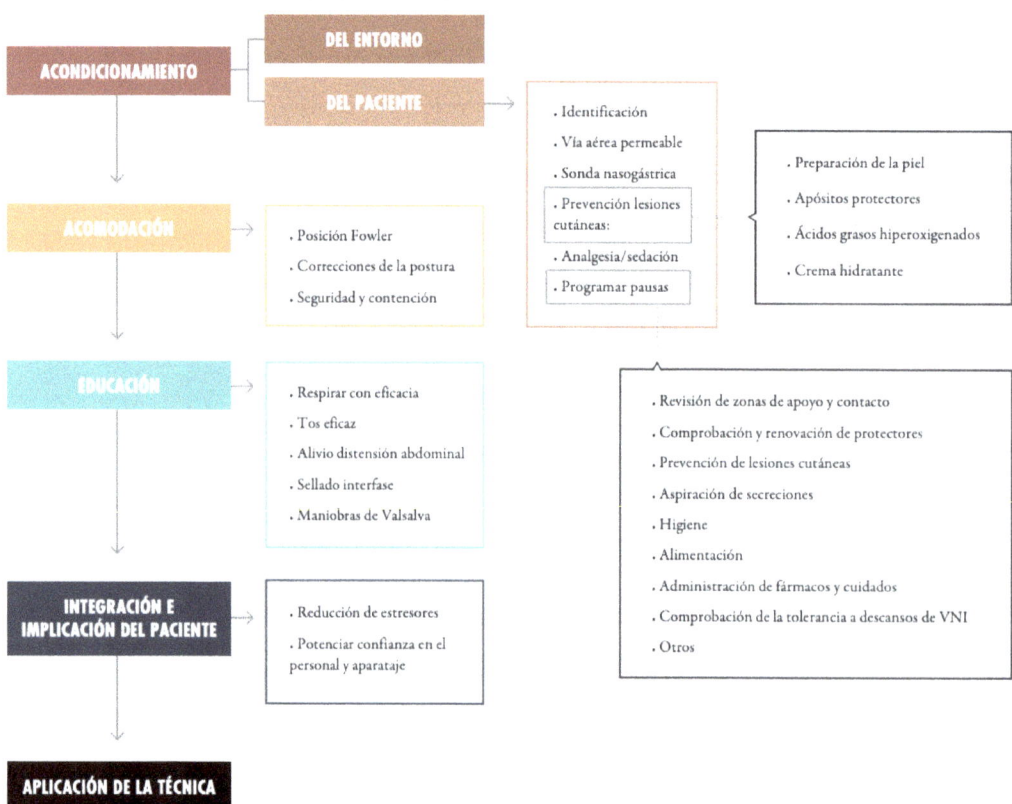

Algoritmo de aplicación de la ventilación mecánica no invasiva

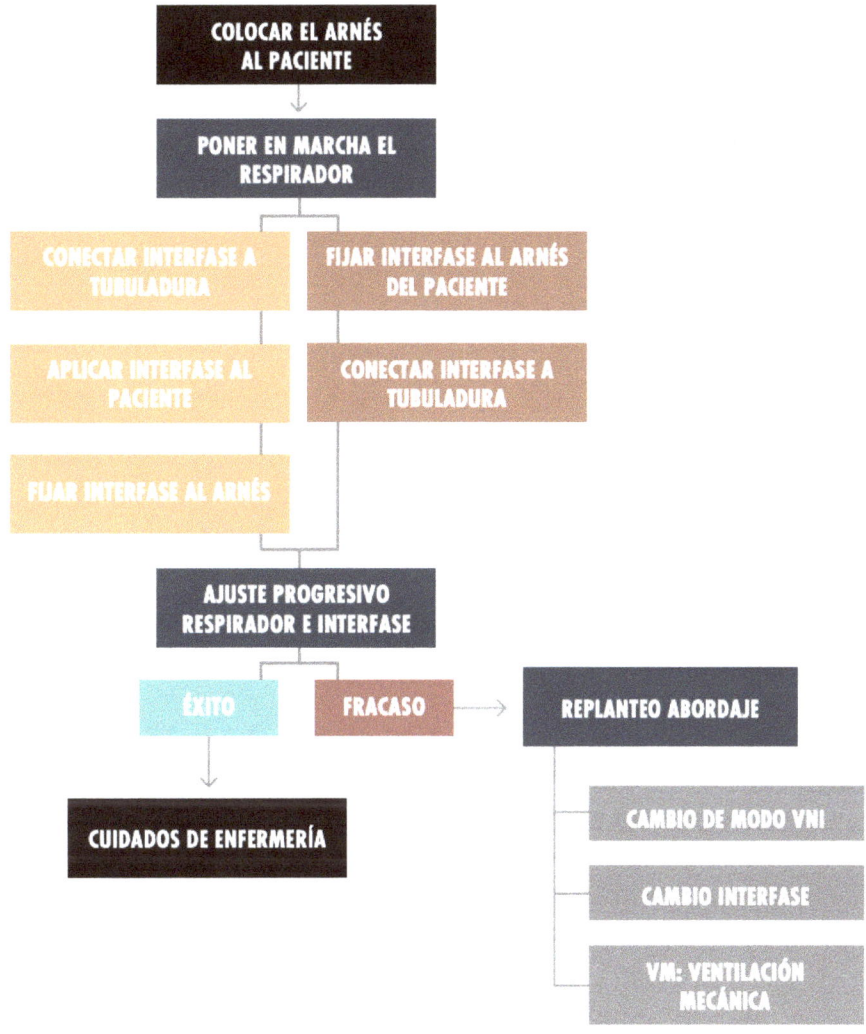

Shock

- Definición: Disfunción hemodinámica que traduce un <u>desequilibrio</u> entre el **aporte de O_2** (DO_2) y la **demanda de O_2** de los tejidos (VO_2) que resulta en un compromiso del metabolismo aerobio celular
- Si la situación permanece: daño celular y tisular → FMO y muerte

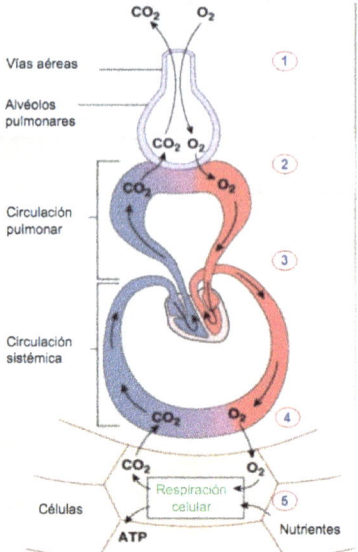

- El ATP es la principal fuente de energía para el metabolismo celular. El metabolismo de los nutrientes se utiliza principalmente para producirlo.

- Glucolisis aerobia → 36 ATP + 42 H_2O + 6CO_2
- Glucolisis anaerobia → 2 ATP* + 2H_2O + 2 lactato

- DO_2 es el aporte de oxígeno al organismo.
    - DO_2 = GC x CaO_2
        - GC: FC x Vs
            - Vs: precarga, carga (contractilidad y relajación diastólica) y poscarga
        - CaO_2 = (1,34 x Hb x SaO_2) + (0,003 x PaO_2)

- VO_2 es la demanda de oxígeno = el oxígeno captado por los tejidos
    - VO_2 = GC x (CaO_2 - CvO_2)
    - VO_2 = GC x 1,34 x hb x (SaO_2 - SvO_2)
    - Si DO_2 es insuficiente y los mecanismos compensadores fallan → VO_2 pasa a depender de DO_2 (DO_2 crítico)

- SvO_2 = DO_2/VO_2: SvO_2 es un indicador de aporte de O_2 a los tejidos. Se altera de forma precoz, antes que lactato, diuresis y TA.

    - SvO_2 elevada (>75%): ↑DO_2 o ↓VO_2
        - ↑GC
        - ↑Hb
        - ↑SaO_2
        - ↓VO_2 (sedoanalgesia, antitérmico, control convulsiones, VMC, hipometabolismo, et.c)
    - SvO_2 disminuida (<70%): ↓DO_2 o ↑VO_2
        - ↓GC
        - ↓Hb
        - ↓SaO_2
        - ↑VO_2 (fiebre, ejercicio, dolor, trabajo respiratorio, hipermetabolismo)

- Etiología tipos shock:

Tipo de shock	Etiologías
Hipovolémico	- Pérdidas gastrointestinales/deshidratación - Hemorragia - Poliuria - Quemaduras - Fuga capilar
Distributivo	- Sepsis - Anafilaxia - Neurogénico - Intoxicación por VD - Hipotiroidismo/Insuficiencia suprarrenal
Cardiogénico	- Cardiopatías congénitas - Miocarditis/Miocardiopatías - Arritmias - Cirugía cardiaca - Metabólico: hiperK, acidosis, hipoxia - IAM - Endocarditis, FR, E. Kawasaki
Obstructivo	- Neumotórax a tensión - Taponamiento cardiaco - TEP - HTP - Obstrucción salida VI: CoAo, estenosis Ao, interrucpción arco Ao
Disociativo	- CO - Cianuro - Metahb

- Fisiopatología tipos de shock:

	Hipovolémico	Distributivo	Cardiogénico	Obstructivo
Precarga (volemia)	↓	N/↓	↑	↑
Carga (función cardiaca)	↓	↑	↓	↓
Poscarga (resistencias vasc)	↑	↓	↑	↑
Relleno capilar	↑	↓ (inicial)	↑	↑
SvO2	↓	↑	↓	↓
Lactato	↑	↑	↑	↑

- Clínica shock:
    - Taquicardia: signo más precoz (pero inespecífico)
    - Hipoperfusión periférica por redistribución de flujo:
        - Piel fría (gradiente), pálida, moteada

- Aumento relleno capilar (>.2 segundos)
- Pulsos débiles
    - Shock caliente: pulsos saltones, relleno en flash, aumento presión diferencial
    - Oliguria
    - Alteración estado neurológico
    - Hipotensión: signo tardío y de mal pronóstico
    - Síntomas de la etiología
        - Diarrea, vómitos, deshidratación, traumatismo, hemorragia
        - Hepatomegalia, taquicardia, edema pulmón
        - Fiebre, petequias
        - Exposición alergeno

- Tratamiento shock:
    - Objetivo: restablecer adecuada perfusión tisular y oxigenación tejidos para evitar daño tisular y fallo multiorgánico → Optimizar balance entre oferta y consumo de 02
    - Adminsitrar 02 independientemente de SpO2 porque shock = inadecuada oxigenación tisular
    - Objetivos específicos:
        - TAS > 90 mmHg en > 10 años
        - TAS > 70 + (edad x2) entre 1 mes-10 años
        - TAS > 60 mmHg en < 1 mes
        - ↓FC: indicador buen pronóstico
        - Lactato sérico < 4 mmol/l
        - Diuresis > 1 ml/kg/h
        - SvO2 70-75%.
        - Relleno capilar, temperatura, estado de conciencia
        - PVC 8-12 mmHg en respiración espontánea, 12-15 mmHg en VMC
        - Hb > 10 g/dl

    - Manejo ABCDE:
        - A: decúbito supino, cabecero elevado, optimización vía aérea, valorar IOT
        - B: oxigenación independientemente SpO2, VM ↓ trabajo respiratorio, ↓ trabajo miocárdico y ↓ consumo 02 (pero también ↓ retorno venoso → ↓TA). VM puede empeorar shock obstructivo
        - C: vías periféricas (x2) o IO
            - Optimizar precarga, carga y postcarga. Optimizar ritmo cardiaco
            - Shock refractario a líquidos: vía central fundamental
        - D: Sedoanalgesia (↓ consumo 02). Corregir electrolitos (Ca^{2+}, glucosa, Na, K, acidosis metabólica)
        - E: mantener normotermia
        - Otros: Sondaje vesical, SNG. Dieta absoluta, protección gástrica

- ↓ VO2:
  - Sedoanalgesia +/- relajación.
  - Ambiente térmico neutro.
  - VMC (trabajo respiratorio supone hasta 30-50% VO2).
  - Optimizar nutrición para frenar metabolismo.

- ↑ DO2: DO2 = GC x CaO2
  - O2
  - Optimizar precarga (volemia). Evitar sobrecarga (crepitantes, S3, hepatomegalia, ingurgitación yugular)
  - Optimizar contractilidad cardiaca: inotropos (catecolaminas e inh FD3). Corticoides si shock refractario a catecolaminas (hidrocortisona 50-100 mg/m2 y continuar cada 6h)
  - Optimizar postcarga
  - Antiarrítmicos +/- marcapasos
  - Hematíes, plasma (si coagulopatía), plaquetas.

  - Fármacos vasoactivos:

	α1 VC	β1 I+ Cr+	β2 VD	Dopa	Vasopresina	Inh PDE	Sesn Ca	Lusotropo (favorece relaj. dias)	Consumo miocárdico O2
Dopamina	+	++	-	+					+
Dobutamina	0	++	+						+
Adrenalina dosis bajas	0	+++	+						+
Adrenalina dosis altas	++	+++	-						
Noradrenalina	+++	+	-						+
Milrinona		+	+			+		+	↓
Levosimendán		+	+				+	+	↓
Vasopresina	+++				+				
Isoproterenol		+ Cr+++	++					+	+

- Tratamiento según tipo de shock:

  - Shock hipovolémico:
    - GC = FR x VS (↓**precarga**/contractilidad/poscarga)
    - ABCD
    - Tratamiento específico: ↑ **precarga**
    - Resucitación con fluidos

- o SSF/**Soluciones balanceadas** 20 ml/kg (5-10 min, X3). Si cardiogénico 5-10 ml/kg
- o Valorar coloides
- o Inotropos
- o Descartar hemorragia oculta, necesidad IQ?
- o Trasfusión hematíes, PFC, plaquetas
- o Albúmina si hipoalbuminemia < 3 g/dl

- Shock anafiláctico:
    - o GC = FR x VS (precarga/contractilidad/ ↓ **poscarga**)
    - o ABCD
    - o Tratamiento específico: ↑ **poscarga**
    - o Adrenalina 1/1000 IM 0,01 mg/kg (máx 0,5 mg). Puede repetirse 10-15 min (x3)
    - o SSF 20 ml/kg
    - o PC adrenalina
    - o PC noradrenalina

- Shock séptico:
    - o GC = FR x VS (↓ **precarga**/ ↓ **contractilidad**/ ↓ **poscarga**)
    - o ABCD
    - o Tratamiento específico: ↑ **precarga**, ↑ **contractilidad** y **poscarga**
    - o Resucitación con volumen (x3)
    - o Antibioterapia empírica precoz (60 min)
    - o Inotropos:
        - Shock caliente: vasopresores → PC Noradrenalina
        - Shock frío: inotropos → PC Adrenalina
        - Combinación inotropos
        - Refractrario inotropos: terlipresina/vasopresina +/- corticoides (si sospecha insuficiencia suprarrenal).
    - o Soporte respiratorio. No etomidato.
    - o Soporte hematológico
    - o Soporte mecánico: ECMO

- Shock cardiogénico:
    - o GC = FC x VS (**precarga**/ ↓ **carga**/poscarga)
    - o ABCD. Soporte respiratorio (+ precoz que en otros tipos de shock para disminuir V02). Sedoanalgesia.
    - o Tratamiento específico:
        - Optimizar precarga (volumen si disminuida, diuréticos si sobrecarga)
        - Contractilidad: Inotropos
        - Poscarga normal: adrenalina, dobutamina? (AAP)
        - Poscarga disminuida: noradrenalina?
        - Poscarga aumentada: milrinona, Noi
        - PEEP: ↓ precarga VI y ↓ consumo 02 respiratorio (V02)
        - Lusotropos (milrinona)
        - Refractario: terlipresina
    - o Soporte cardiocirculatorio: Balón de contrapulsación, ECMO VA.

- Shock obstructivo:
  - GC= FC x VS (precarga/contractilidad/ ↑ **poscarga**)
  - ABCD
  - Tratamiento específico: ↓ **poscarga**
  - Neumotórax: descompresión con aguja
  - Taponamiento cardiaco: pericardiocecntesis

Reconocer alteración de la perfusión / estado de conciencia
Flujo alto de O_2 (mascarilla con reservorio, OAF)
Vía IV/ Intraósea (IO)

Si no hay datos de sobrecarga (estertores, crepitantes o hepatomegalia), administrar expansores 10-20 ml/kg (límite 60 ml/kg) hasta mejorar perfusión. Interrumpir si datos de sobrecarga
Corregir Hipoglucemia e hipocalcemia
Administrar antibioterapia

▼ *Shock refractario a fluidos*

Adrenalina 0.05-0.3 mcg/kg/min vía IV/IO
Atropina/ ketamina IV/IO/IM para vía central e intubación si es necesaria
Si datos objetivos mediante monitorización de shock caliente noradrenalina > 0.05mcg/kg/min

▼ *Shock resistente a catecolaminas*

Valorar intubación
MAP-PVC normal para edad, SO_2 >70%
Monitorización avanzada: índice cardiaco (IC) y resistencias (RVSI)
OBJETIVO: IC= 3.5–5.5 L/min/m   RVSI = 80 × (PAM–PVC) / IC = 800–1600 dyn·s/cm^5/m^2

Shock frío con PA normal	Shock frío con PA baja	Shock caliente con PA baja
ScvO2 < 70% / Hb >10 g/dl a pesar de adrenalina	ScvO2 < 70% / Hb > 10 g/dl a pesar de adrenalina	ScvO2 > 70% a pesar de noradrenalina y haber optimizado volemia
1. Añadir milrinona	1. Añadir noradrenalina para conseguir normalizar PA diastólica	1. Añadir vasopresina, terlipresina o angiotensina
2. Si GC < 3.3 y Resistencias sistémicas elevadas: añadir Nitroprusiato	2. Si GC < 3.3: añadir dobutamina, enoximona, levosimendan o milrinona	2. Si GC < 3.3 añadir adrenalina; dobutamina, enoximona o levosimendan
3. Si no respuesta, considerar levosimendan		

▼ *Shock resistente a catecolaminas persistente*

Descartar y tratar derrame pericárdico, neumotórax y presión intrabdominal >12 mmHg
Controlar el foco de infección

▼ *Shock refractario*

ECMO

Modificado de: American College of Critical Care Medicine Clinical Practice Parameters for Hemodynamic Support of Pediatric and Neonatal Septic Shock. Critical Care Medicine 2017; 45: 1062-93 FC: Frecuencia Cardiaca, FR: Frecuencia Respiratoria, PAS: presión arterial sistólica, PAM: presión arterial media, IC: índice cardiaco, RVSI: índice de resistencia sistémicas

Ilustración 34 Protocolo de diagnóstico y tratamiento del shock, SECIP

Paciente neurocrítico

- Escala coma Glasgow:
    - Rango: 3-15
    - IOT por causa neurológica: V1
    - En respuestas asimétricas se registra la mejor de las puntuaciones
    - Interpretación:
        - Glasgow 15: consciente
        - Glasgow 12-14: alteración leve
        - Glasgow 9-11: alteración moderada
        - Glasgow ≤ 8: alteración grave

Escala Glasgow

Actividad	Mejor respuesta
Apertura ocular:	
Espontánea	4
A la voz	3
Al dolor	2
No respuesta	1
Respuesta verbal:	
Orientado, normal	5
Confuso	4
Inadecuado	3
Incomprensible	2
Ausente	1
Respuesta motora:	
Obedece órdenes simples	6
Localiza el dolor	5
Retira al dolor	4
Flexión al dolor/descerebración	3
Extensión al dolor/decorticación	2
Ausente	1

Escala Glasgow modificada < 2 años

Actividad	Mejor respuesta
Apertura ocular:	
Espontánea	4
A la voz	3
Al dolor	2
No respuesta	1
Respuesta verbal:	
Charla, balbucea	5
Llanto irritable	4
Llanto con el dolor	3
Quejido con el dolor	2
Ausente	1
Respuesta motora:	
Movimientos espontáneos	6
Retira al tacto	5
Retira al dolor	4
Flexión al dolor/descerebración	3
Extensión al dolor/decorticación	2
Ausente	1

Ilustración 35 Escala Glasgow y Glasgow modificado < 2 años

- Escala AVDN:
    - A = Awake, Alerta → despierto, comportamiento normal
    - V= Voz → Responde a estímulos verbales
    - D = Dolor → Responde al Dolor
    - N = No responde

- Escala FOUR niños:
    - 16: conciencia normal
    - 13-15: afectación leve
    - 8-12: afectación moderada
    - </= 7: afectación grave
    - 0 = considerar muerte cerebral

Apertura ocular:	
Espontánea y/o al abrirlos sigue con la mirada o responde órdenes (ej: parpade odoble)	4
Espontánea pero no sigue con la mirada	3
Párpados cerrados que se abren ante estímulos sonoros intensos	2
Párpados cerrados que se abren sólo al dolor	1
Párpados cerrados permanentemente (incluso al dolor)	0
Respuesta motora	
Movimientos espontáneos adecuados a su edad/obedece órdenes (cierra puño, levanta pulgar, signo de la paz)	4
Localiza estímulo doloroso	3
Respuesta flexora al dolor en miembros superiores (decorticación)	2
Respuesta extensora al dolor (descerebración)	1
No respuesta al dolor o estado mioclónico generalizado	0
Reflejos troncoencéfalo	
Reflejos pupilares y corneales presentes	4
Una pupila dilatada y fija	3
Ausencia de reflejos pupilares o corneal	2
Ausencia de reflejos pupilares y corneal	1
Ausencia de reflejos pupilares, corneal y tusígeno	0
Respiración	
No intubado, respiración rítmica apropiada a su edad	4
No intubado, respiración Cheyne-Stokes	3
No intubado, respiración irregular y/o BIPAP/CPAP	2
Intubado, FR > que programada	1
Apnea o intubado a la FR del respirador	0

Ilustración 36 Escala FOUR

- BIS: índice biespectral
    - Análisis matemático de las frecuencias y tiempo de ondas del EEG que proporciona un número que informa del nivel de conciencia y sedación del paciente
    - Escala BIS: 0-100
        - 95-100: despierto
        - 80-95: sedación ligera
        - 60-80: sedación moderada
        - 40-60: sedación profunda
        - < 40: sedación muy profunda

- Tratamiento general paciente neurocrítico:
    - A: IOT si Glasgow < 9 o AVDN < D, incapacidad mantener vía aérea, herniación cerebral inminente
    - B: normooxigenación y normoventilación ($PaCO_2$ 35-40 mmHg)

- Evitar PEEP alta para no dificultar retorno venoso yugular

o C: mantener TA.
- Tratamiento precoz y agresivo del shock para mantener PPC: TAM-PIC. PPC normal > 60 mmHg en niños y > 50 mmHg en lactantes.
- Si ↑PIC sin ↑TA → ↓PPC → isquemia cerebral
- Volemia, Noradrenalina, vasocontrictores
- Hb > 9 g/dl para garantizar transporte de 02

o D:
- Elevar cabecera cama 30°, línea media. Cuello neutro (flexión puede obstruir flujo venoso cerebral)
- Revertir causas metabólicas (hipoglucemia, hipocalcemia, etc.) y/o tóxicas
- Sedoanalgesia +/- paralización (sobre todo antes de aspiraciones endotraqueales, cuidados, etc.)
- Tratamiento convulsiones: fenitoína 20 mg/kg IV lento y mantenimiento 5 mg/kg/dia
- Convulsiones aumentan demandas metabólicas de 02 cerebral (V02)
- Tratamiento HTIC
- Dolor, agitación, ansiedad → ↑PIC

o E:
- Normotermia → evitar hipotermia y fiebre
- Balance hídrico estricto
- Electrolitos
- Nutrición precoz (parenteral total o enteral)
- Protección gástrica
- No corticoides salvo:
  o Edema provocado por tumores o abscesos
  o Dexametasona 0,5-1 mg/kg y mantenimiento 0,6-1 mg/kg/dia

Coma:

- Estado más profundo de alteración de la conciencia en el que el paciente es incapaz de despertar o reaccionar a estímulos externos
- Coma = insuficiencia cerebral que debe tratarse con urgencia
- Objetivos tratamiento:
    o Impedir lesión cerebral hipóxico-isquémica secundaria
    o Prevenir o tratar la herniación cerebral
    o Diagnosticar y tratar la causa subyacente
- Tratamiento coma:
    o A: Asegurar permeabilidad vía aérea: manual, instrumental
        • Glasgow < 9: IOT y VMC
    o B: Oxígeno 100%
    o C: Monitorización. 2 vías periféricas. Si shock → tratamiento para mantener PPC (TAM − PIC)
    o D:
        • Evaluación: Glasgow, ADVN, FOUR, pupilas, oculomotricidad, reflejos, postura, patrón respiratorio, fondo de ojo
        • Tratar hipo e hiperglucemia
        • Tratar convulsiones
        • Detectar HTIC y tratarla
    o Tratamiento causa:
        • Meningoencefalitis → cefotaxima + vancomicina +/- aciclovir
        • Intoxicación → ¿Flumazenilo, naloxona?
        • Metabolopatía → Tratamiento específico
        • HTIC → tratamiento específico
        • TCE → Neurocirugía

Estado epiléptico:

- Urgencia neurológica
- Requiere un tratamiento inmediato porque puede conllevar la muerte o condicionar una morbilidad significativa
- Es la emergencia neurológica pediátrica más común con una incidencia de 18-23/100.000 niños/año

- El estatus epiléptico es una condición que resulta del fallo de los mecanismos responsables de la terminación de las convulsiones o el inicio de los mecanismos que conducen a convulsiones anormalmente prolongadas (después del punto de tiempo t1). Es una condición que puede tener consecuencias a largo plazo (después del punto temporal t2), debido a muerte o lesión neuronal y alteración de las redes neuronales, dependiendo del tipo y duración de las convulsiones.

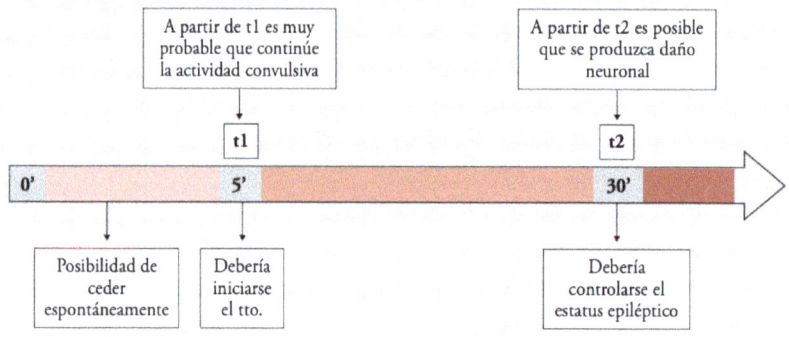

Ilustración 37 Definición estado epiléptico ILAE 2015, imagen SEUP

- Objetivos tratamiento:
    - Estabilización ABCD (vía aérea, 02, monitor, vía, glucemia, temperatura)
    - Control actividad convulsiva
    - Identificar y tratar causas subyacentes
    - Identificar y evitar complicaciones y recurrencias
    - Administración precoz BZD
    - Infradosificación y retraso administración: causas + frecuentes de fracaso.
    - Fármacos 2ª línea
    - Fármacos 3ª línea en perfusión continua
    - Retirada gradual tras 24-48 horas de control clínico y eléctrico

- Fármacos primera línea:
    - Midazolam: 0,2 mg/kg IV/IM en 2 min (máx 5 mg)
        - Intranasal: 0,4 mg/kg (máx 10 mg)
        - Bucal: 0,5 mg/kg (máx 10 mg)
    - Diazepam: 0,3 mg/kg IV/IM en 2 min (máx 10 mg)
        - Rectal: 0,5 mg/kg (< 2 años: 5 mg; >2 años 10 mg)
    - Lorazepam 0,1 mg/kg IV/IM

- Fármacos segunda línea:
    - LEV 30-40 mg/kg IV en 5-10 min (HSJD 1-3 min)
        - No contraindicaciones
        - Si cede: 25-30 mg/kg/dia (cada 12h)
    - VPA 20 mg/kg IV en 5-10 min (HSJD 2-5 min)
        - Contraindicaciones: < 2 años, hepatopatía, metabolopatía, coagulopatía
        - Si cede: PC 1-2 mg/kg/h
    - FEN 20 mg/kg IV en 20 min (SSF)
        - Contraindicaciones: BAV, bradicardia, hipotensión, evitar EE ausencia o mioclónico
        - Si cede: 7 mg/kg/día (en 3 dosis)
    - Alternativas:
        - LAC 10 mg/kg IV (especialmente útil en crisis focales).
        - FNB 20 mg/kg IV (en < 1 año). Si cede 3-5 mg/kg/día (cada 12-24h).

- Fármacos tercera línea:
    - Midazolam 0,2-0,5 mg/kg + PC 0,1 mg/kg/h (máx 1,5 mg/kg/h)
        - Contraindicación: Sd. Lennox-Gastaut, insuficiencia hepática grave, miastenia gravis
    - Propofol 1-2 mg/kg + PC 1 mg/kg/h (máx 6 mg/kg/h)
        - Contraindicación: alergia huevo y soja (en discusión); no en RN
    - Tiopental 2-5 mg/kg (lento) + PC 1 mg/kg/h (máx 5 mg/kg/h)
        - Contraindicación: alergia a componentes, porfiria
    - Ketamina 1-2 mg/kg + PC 0,5-6 mg/kg/h.
        - Contraindicación: HTA no controlada, ¿HTIC? Controvertido
    - Topiramato (solo enteral) 5-10 mg/kg (SNG) + 5 mg/kg/día (cada 12h)
        - No contraindicación

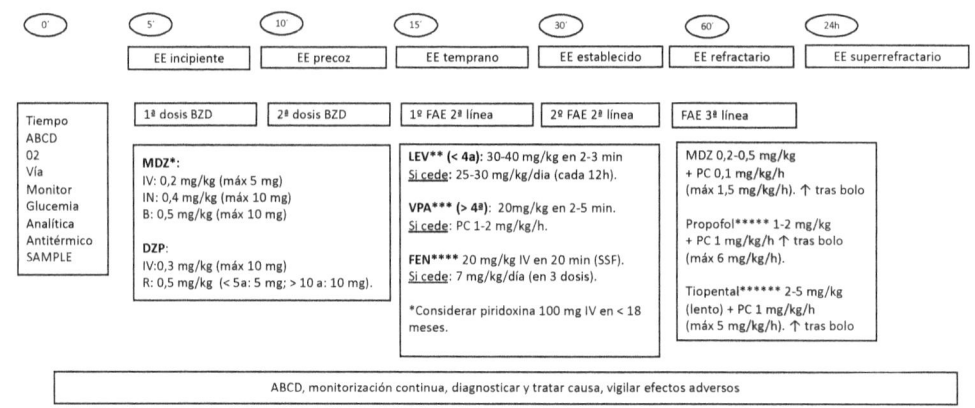

*MDZ (midazolam). Contraindicación: Sd. Lennox-Gastaut, insuficiencia hepática grave, miastenia gravis.
**LEV (levetiracetam). No contraindicaciones. Indicado en < 4 años.
***VPA (valproato). No en < 2 años, cuidado < 4 años. Contraindicaciones: < 2 años, hepatopatía, metabolopatía, coagulopatía.
****FEN (fenitoína). Contraindicaciones: BAV, bradicardia, hipotensión, evitar EE ausencia o mioclónico. No diluir en sueros glucosados (precipita).
*****Propofol. Contraindicación: alergia huevo y soja (en discusión); no en RN.
******Tiopental. Contraindicación: alergia a componentes, porfiria.

Hipertensión intracraneal (HTIC):

- Causas:
    - Lesión cerebral traumática: contusiones, hemorragias, lesión axonal difusa
    - Infecciones SNC: encefalitis, meningitis, abscesos
    - Patología vascular
    - ACV isquémico
    - ACV hemorrágico
    - Encefalopatía hipertensiva
    - Neoplasias
    - Vasculitis
    - Hidrocefalia
    - Edema cerebral: metabolopatías, cetoacidosis

- Lesiones:
    - Edema cerebral:
    - Citotóxico/celular: TCE, hipoxia-isquemia, metabolopatías
    - Vasogénico: ↑ permeabilidad endotelio: tumores, infecciones, hematomas, infartos
    - Intersticial: hidrocefalia
    - Alteraciones flujo sanguíneo cerebral
    - Obstrucción drenaje LCR
    - Vasculitis
    - Hipercapnia (VD → ↑ FSC) /hipocapnia (VC → ↑ HIC)

- Valores presión intracraneal (PIC) normales:
    - RN: < 8 mmHg
    - Lactantes: < 10 mmHg
    - Niños y adolescentes: < 15 mmHg

- HIC: PIC > 20 mmHg mantenida → precisa tratamiento
    - PPC: TAM – PIC.
    - Lactantes > 50 mmHg
    - Niños > 60 mmHg

- Clínica:
    - Cefalea
    - Vómitos
    - Alteración nivel consciencia
    - Papiledema
    - HTA + bradicardia
    - Convulsiones
    - Herniación → riesgo muerte encefálica:
        - Triada Cushing: HTA + bradicardia + patrón respiratorio anómalo
        - Alteraciones pupilares

- Diagnóstico confirmación: sensor intraventricular (intraparenquimatoso, subaracnoideo, epidural, subdural, transfontanelar). Método de referencia, permite calcular PPC, medición continua, posibilidad evacuar LCR

- Tratamiento HTIC:
    - Medidas generales paciente Neurocrítico
    - Terapia osmolar:
        - SSH 3-6% 3-6 ml/kg en 15-20 min o PC 0,1-1 ml/kg/h
            - SSH 3%: 100 ml SSF + 2 ampollas NaCl 20% (6 ml/kg)
            - SSH 6%: 100 ml SSF + 4 ampollas NaCla 20% (3 ml/kg)
        - Mantener Na <155 mEq/l, osm < 360 mosm/l
        - Manitol 0,25-1 g/kg (en desuso en pediatría), reponer diuresis
    - Evitar aumentos PIC: aspiración, manipulación → Intensificar sedoanalgesia y relajación
    - Mantener PPC = TAM –PIC
    - Hiperventilación moderada (PaC02 30-35 mmHg):
        - Sólo si: deterioro neurológico agudo y signos de herniación inminente
        - VC cerebral → ↓ FSC → ↓ PIC
        - ¡No profiláctico, no en isquemia, no Svj02 < 55% ! Si en hiperemia Doppler TC
    - Medidas 2º nivel:
        - Hiperventilación intensa (PaC02 <30; control Svj02). ¡Contraindicada primeras 48 h (↓ PPC en zonas de penumbra)
        - Coma barbitúrico (tiopental solo si PIC > 25 mmHg mantenido sin respuesta a otras medidas) → EEG: brote supresión (indica ↓FSC y PIC). Depresión miocárdica
        - Craniectomía descompresiva
        - Hipotermia moderada. Discutible, escasa experiencia en niños

- Cuidados enfermería:
    - Agrupar curas y visitas
    - Evitar aspiraciones innecesarias
    - Evitar Valsalva
    - Correcta posición cabeza 35-40°
    - Cabeza neutra y alineada
    - Evitar flexión excesiva EEII (presión abdominal → retorno venoso)
    - Monitorización estricta C02
    - Correcta sedoanalgesia: BIS, escalas
    - Control temperatura (central)
    - Correcta fijación catéter PIC
    - Control apósito PIC

TCE:

- Lesión encefálica traumática, primaria y/o secundaria, con o sin afectación craneal externa.
    - Primaria: tipo traumatismo, localización
    - Secundaria: hipoxia, isquemia, edema, HTIC, alteraciones metabólicas

- Gravedad según escala de Glasgow:
    - TCE leve: 14-15
    - TCE moderado: 9-13
    - TCE grave: 3-8

- Pruebas complementarias: TAC craneal urgente, ecografía TF, Rx columna cervical, RM

- Valoración inicial:
    - Escala Glasgow, AVDN, FOUR
    - Signos HTIC
    - Pupilas (tamaño, simetría, reactividad)
    - Focalidad neurológica
    - Signos fractura base de cráneo
    - Coagulopatía, portador VDVP
    - SAMPLE
    - Factores mal pronóstico: Glasgow < 8, afectación tronco, shock, TAC con lesión encefálica difusa, FMO

- Monitorización: El TCE es una entidad dinámica que exige monitorización continua y controles periódicos
    - Monitorización continua ECG, FC, FR, SpO2, TA, diuresis, EtC02
        - Si precisa: PVC, TA invasiva, PIC
    - Glasgow y pupilas horaria
        - Sedantes de acción corta para establecer ventanas para valorar
    - Doppler TC: para valorar FSC
    - Troncoencéfalo
    - Potenciales evocados tronco
    - magen

- Tratamiento TCE:
    - A: Sospechar siempre lesión cervical. Collarín
        - IOT Glasgow < 9
        - Sonda orogástrica
    - B: Normooxigenación y normoventilación
    - C: Tratamiento agresivo shock.
        - Mantener TAM normal edad. Mantener Hb > 10 g/dl
    - D: Medidas generales Neurocrítico
        - Normoglucemia. Mantener glucemia < 200 mg/dl
        - Sedoanalgesia y relajación para evitar HTIC

- Diagnosticar y tratar HTIC
- Vigilancia y control convulsiones. Tratamiento profiláctico si alto riesgo: FN, LEV, FNB
- Coma barbittúrico
- ¿Neurocirugía?

  o Otras:
  - Líquidos: 70% NB SSF
  - Normotermia. Combatir enérgicamente hipertermia
  - Nutrición enteral hiperproteica precoz
  - No ATB de entrada. No corticoide

Encefalopatía neonatal

- Definición encefalopatía neonatal:
    - RN > 34 SG
    - Afectación aguda
    - Con alteración del **nivel de conciencia**:
    - Somnolencia < letargia < estupor < coma
    - Con anormalidad en la exploración física
    - Patrón muscular, reflejos, actividad motora
    - Pueden tener o no crisis epilépticas
    - Pueden tener o no patrón respiratorio anormal

- La encefalopatía neonatal aguda
    - Es una **emergencia médica**
    - Supone disfunción neurológica aguda
    - La **alteración de la vigilia** es el sello característico y es imprescindible para el diagnóstico
    - Exige:
    - Diagnóstico rápido
    - Monitorización continua
    - Tratamiento específico precoz

VALORACIÓN DE LA GRAVEDAD DE LA ENCEFALOPATÍA. Escala de García-Alix				
Graduación EHI				
Gravedad	Variables	Características clínicas		
LEVE	Alerta	Normal		
	Tono muscular	Alterado		
	Resp. motoras	Normales o alteradas		
	Reactividad	Hiperexcitabilidad: tremor, ROT ↑, clono, sacudidas		
		A		B
MODERADA	Alerta	Letargia o estupor		
	Tono muscular	Hipotonía		Convulsiones
	Resp. motoras	Disminuidas		
	Reactividad	R. primitivos alterados		
GRAVE		A		B
	Alerta	Estupor grave o coma		
	Tono muscular	Alterado		Disfunción del tronco cerebral
	Resp. motoras	Ausente o estereotipadas		
	Reactividad	Convulsiones refractarias		
		R. primitivos ausentes		

Conducta normal en el recién nacido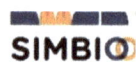

Estado de conducta	Apariencia	Actividad motora	Actividad cardiorespiratoria	Movimientos oculares	EEG
Sueño profundo	Dormido	Sobresaltos	Frecuencia cardiaca y respiratoria regular	Ojos cerrados, movimientos oculares lentos	Sueño tranquilo: alto voltaje, trazado alternante
Sueño ligero	Dormido	Movimientos Esterotipias Sonrisa	Irregular	Ojos cerrados, movimientos oculares rápidos	Sueño activo. trazado irregular de bajo voltaje
Soñoliento	soñoliento	Mirada apagada, párpados pesados, actividad variable	Irregular	Variable, parpadeo frecuente	Trazado irregular de bajo voltaje
Vigilia tranquila	Despierto, atento al entorno	Mínima actividad motora	Variable	Ojos abiertos	Trazado irregular de bajo voltaje
Vigilia activa	Despierto	Considerable actividad motora	Irregular	Ojos abiertos	Trazado irregular de bajo voltaje
Llanto	Despierto	Actividad motora alta y llanto	Irregular	Ojos abiertos o cerrados	

García-Alix A, Quero J. Evaluación neurológica del recién nacido.

NIVEL	CAPACIDAD DE DESPERTAR	DURACIÓN DE LA VIGILIA	RESPUESTAS MOTORAS
NORMAL	Despierta con facilidad	Prolongada. Llanto normal.	-Espontáneas y en respuesta a estímulos -Fluidas, variables y complejas.
EMBOTADO/ SOMNOLIENTO	Cuesta despertarlo. Requiere estímulo moderado	Periodo de alerta breve (>7 seg) y llanto breve, cesa solo	-Espontáneas disminuidas, ante estímulos adecuadas -Fluidas, variables y complejas.
LETARGIA	Despierta con dificultad. Requiere estímulo moderado a intenso	Periodo de alerta muy breve (<7 seg), llanto cesa brusco	-Disminuidas -Variabilidad y complejidad disminuida
ESTUPOR	Despierta con dificultad a estímulo doloroso o intensa.	Alerta fugaz, pierde la vigilia inmediatamente	-Muy disminuidas -Respuestas estereotipadas
COMA	Ausente. Puede tener ojos abiertos y mirada fija	No hay vigilia	-Espontáneas ausentes -Respuestas al estímulo estereotipadas, súbitas, sin habituación

Adaptado de García-Alix Pérez A, Quero J, García-Alix J. Evaluación neurológica del recién nacido. Madrid: Díaz de Santos; 2011. 1157 p. p.

- Encefalopatía hipóxico-isquémica
    - Actitud:
        - Si clínica Encefalopatía → Iniciar hipotermia terapéutica
        - Si dudas de encefalopatía → hipotermia pasiva + valoración neurológica + aEEG
    - Hipotermia pasiva:
        - Temperatura diana: 33-34°C (**34,5°C**)
        - Monitorización continua de la temperatura
        - Documentar temperatura inicial y la temperatura rectal cada 15 minutos
        - Apagar incubadora o cuna térmica
        - Si descenso brusco o temperatura < 33,5°C → encender incubadora (28°C) o cuna térmica (2 puntos) e ir ajustando según respuesta

- Hipotermia activa:
  - Criterios A + B → hipotermia activa primeras 6 horas de vida
  - Criterios A No B → seguimiento neurológico. Si dudas: hipotermia pasiva+ valoración neurológica continuada + aEEG

Criterios A	Criterios B
Apgar < o igual a 5 a los 10 min	Alteración conciencia y
Necesidad Rea a los 10 min (IOT, VPP)	Alteración tono y
pH < 7 en peor gasometría* primeros 60 min vida	Reflejos primitivos anormales
EB > o igual 16 en la peor gasometría* primeros 60 min	
*arteria umbilical, venosa o capilar	

- Criterios inclusión especiales:
  - RN 34-36 SG
  - Criterios A y B con 6-24 horas de vida
  - Colapso postnatal con encefalopatía moderada o grave

- Criterios exclusión:
  - RN moribundo
  - Daño cerebral conocido prenatal o malformación cerebral
  - Cromosomopatía conocida o síndrome genético con alteración cerebral
  - CIR grave < 1800 g (considerar riesgo/beneficio)

Electroencefalograma integrado por amplitud

- EEG integrado por amplitud = Monitor de función cerebral (CFM)
  - EEGa: método de monitorización continua de la función cerebral, diseñado para analizar cambios y tendencias en la actividad eléctrica cerebral así como detectar actividad cerebral paroxística

- Pantalla:
  - EEGa: 1 pantalla = 3 horas (6 cm/h)
  - **1 cuadro: 10 min**
  - 6 cuadros: 1 hora
  - 1 pantalla: 3 horas
  - EEG crudo: 1 pantalla = 10 segundos

- Electrodos:
  - Impedancia: es la resistencia que se ofrece al flujo de corriente eléctrica entre superficie cortical y el electrodo
  - Localización: sistema 10/20 internacional. Distancia 2,5-3,5 cm
  - **¡Impedancia < 10 kOhm!**

- ¿En qué nos fijamos?
  - Amplitud → trazado de fondo: patrones

Trazados	Margen inferior	Margen superior	Comentario
Continuo (C)	> 5 mcV	> 10-25 mcV	
Discontinuo (D)	< 5 mcv (0-5)	> 10 mcV	Margen inferior 0-6 mcV
Brote Supresión (BS)	< 5 mcV	> 10 mcV	Margen inferior 0-1 mcV Brotes > 25 mcV
Hipovoltado	< 5 mcV	< 10 mcV	Puede haber cierta variabilidad
Inactivo, plano	< 5 mcV	< 5 mcV	Isoeléctrico

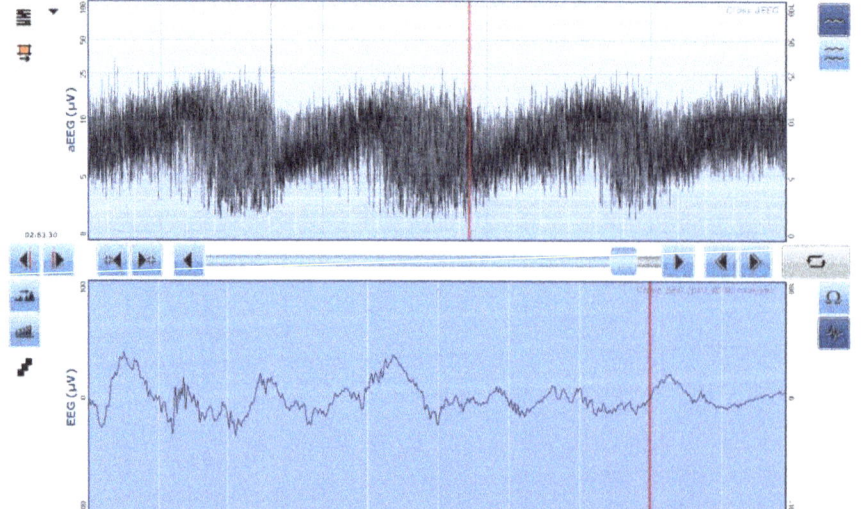

Ilustración 38 Patrón continuo con ciclos SV maduros. Manejo del recién nacido con encefalopatía hipóxico-isquémica, Hospital Sant Joan de Déu

Ilustración 39 Patrón continuo con ciclos SV maduros. Manejo del recién nacido con encefalopatía hipóxico-isquémica, Hospital Sant Joan de Déu

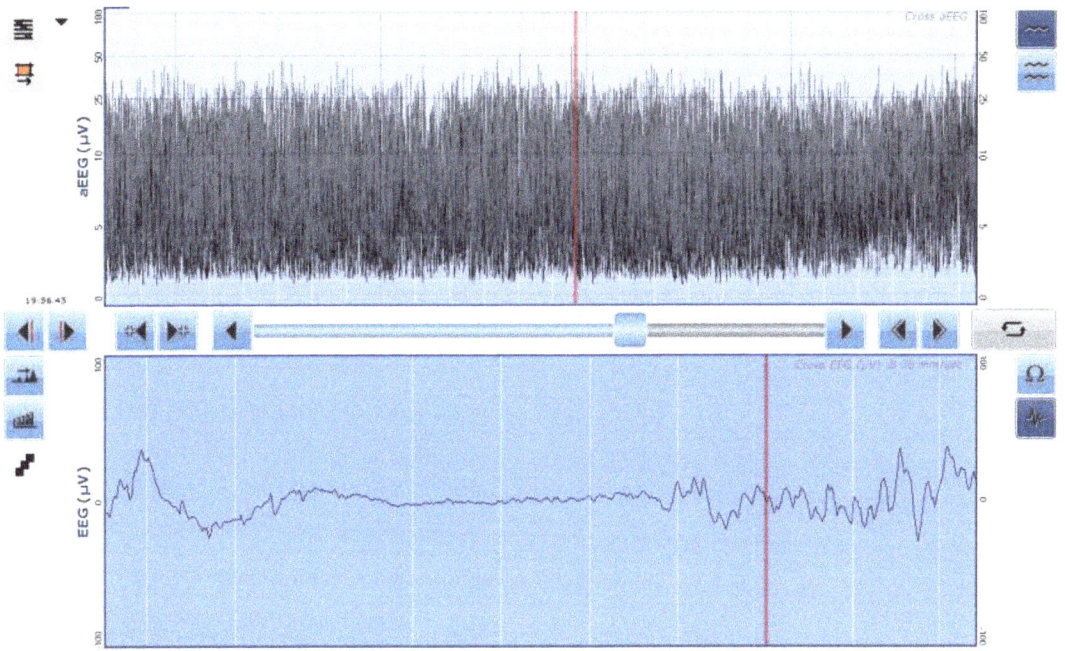

Ilustración 40 Patrón discontinuo. Manejo del recién nacido con encefalopatía hipóxico-isquémica, Hospital Sant Joan de Déu

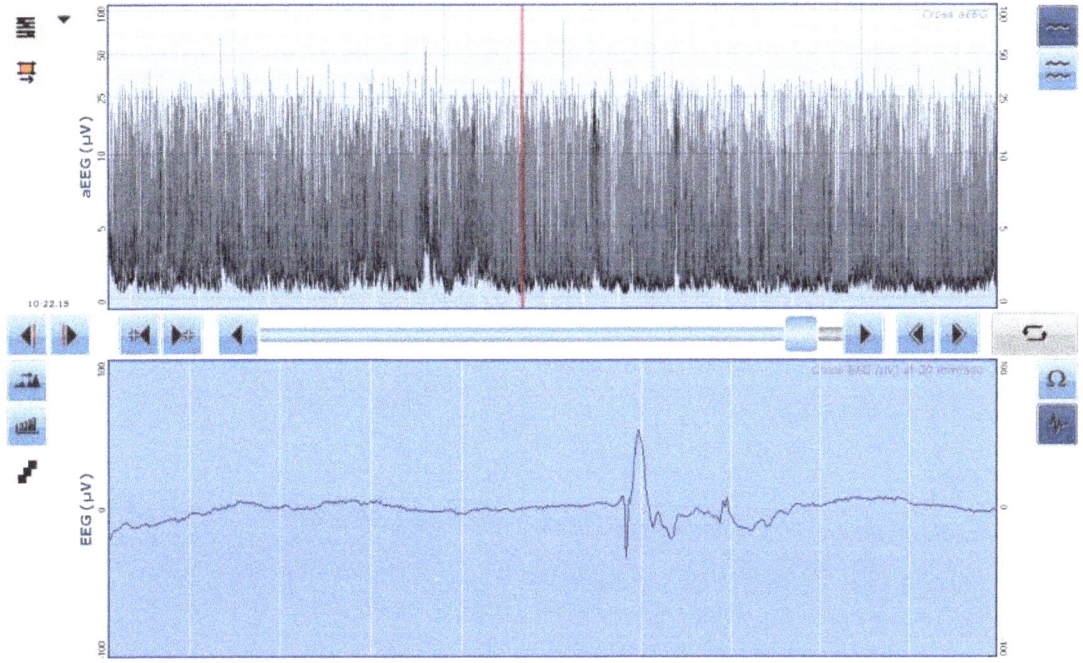

Ilustración 41 Patrón brote supresión. Manejo del recién nacido con encefalopatía hipóxico-isquémica, Hospital Sant Joan de Déu

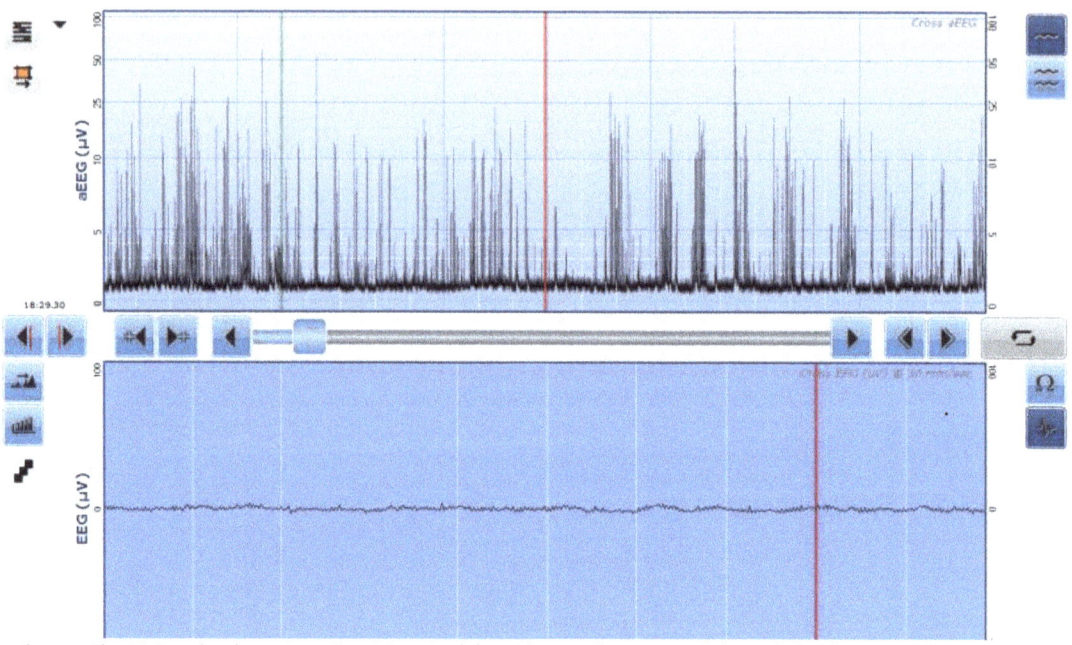

Ilustración 42 Patrón plano, inactivo. Manejo del recién nacido con encefalopatía hipóxico-isquémica, Hospital
Ilustración 43 Patrón plano, inactivo. Manejo del recién nacido con encefalopatía hipóxico-isquémica, Hospital Sant Joan de Déu

- Simetría → bicanal
- Ciclos sueño-vigilia: Variaciones sinusoidales de la banda ancha
  - Estrechamiento: trazado continuo durante la vigilia y sueño activo
  - Ensanchamiento: trazado discontinuo del sueño tranquilo

- Descripción:
  - No ciclos VS
  - Ciclos VS inmaduros: algunas cariaciones de la amplitud mínima
  - Ciclos VS maduros: variaciones sinusoidales entre actividad continua y discontinua (ciclos > 20 min)

- **Ausencia de ciclos SV**: no variaciones cíclicas.

- **Ciclos SV inmaduro o inminente**: algunas variaciones cíclicas de la amplitud mínima.

- **Ciclos maduros SV**: variaciones sinusoidales entre la actividad continua y discontinua, duración de los ciclos ≥ 20min.

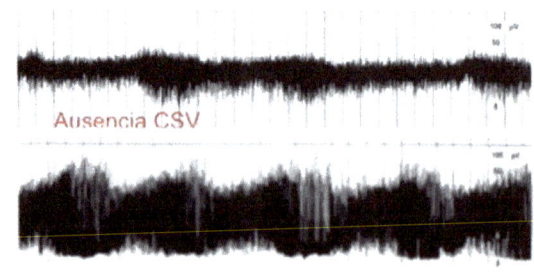
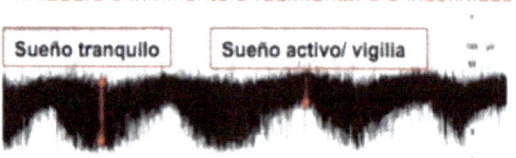

Ilustración 44 Tipos de ciclos. L,H-Westas et al. Neoreviews 2006.

- Crisis:
  - EEGa: Elevación abrupta de la amplitud mínima, con frecuencia acompañada de una elevación en la amplitud máxima
  - EEG crudo: onda monomorfa que se repite > 10 segundos
  - Tipos crisis:
    - Crisis aislada

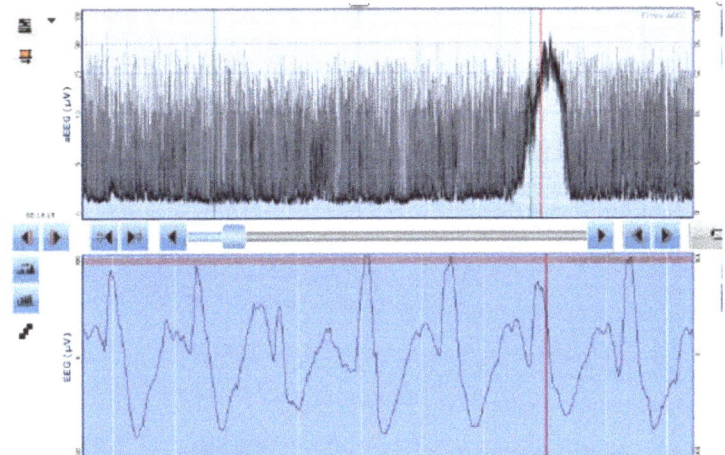

Ilustración 45 Ilustración 43 Crisis eléctrica aislada. Manejo del recién nacido con encefalopatía hipóxico-isquémica, Hospital Sant Joan de Déu

- Crisis repetidas: > 1 crisis cada 30 min

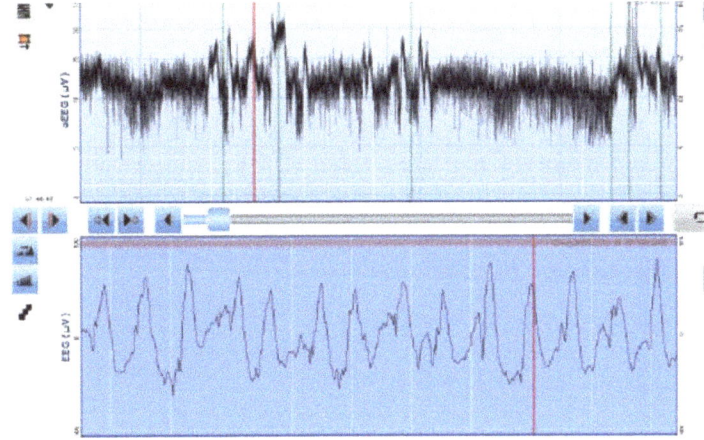

Ilustración 46 Crisis eléctricas repetidas. Manejo del recién nacido con encefalopatía hipóxico-isquémica, Hospital Sant Joan de Déu

- Estado epiléptico: actividad paroxítica > 30 min

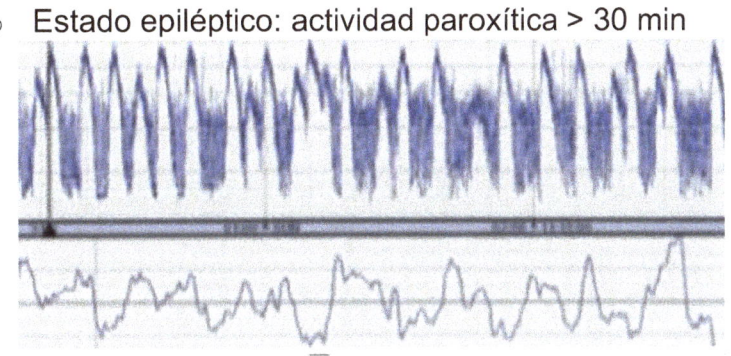

Ilustración 47 Estatus eléctrico. Manejo del recién nacido con encefalopatía hipóxico-isquémica, Hospital Sant Joan de Déu

- Resumen lectura sistemática EEGa:

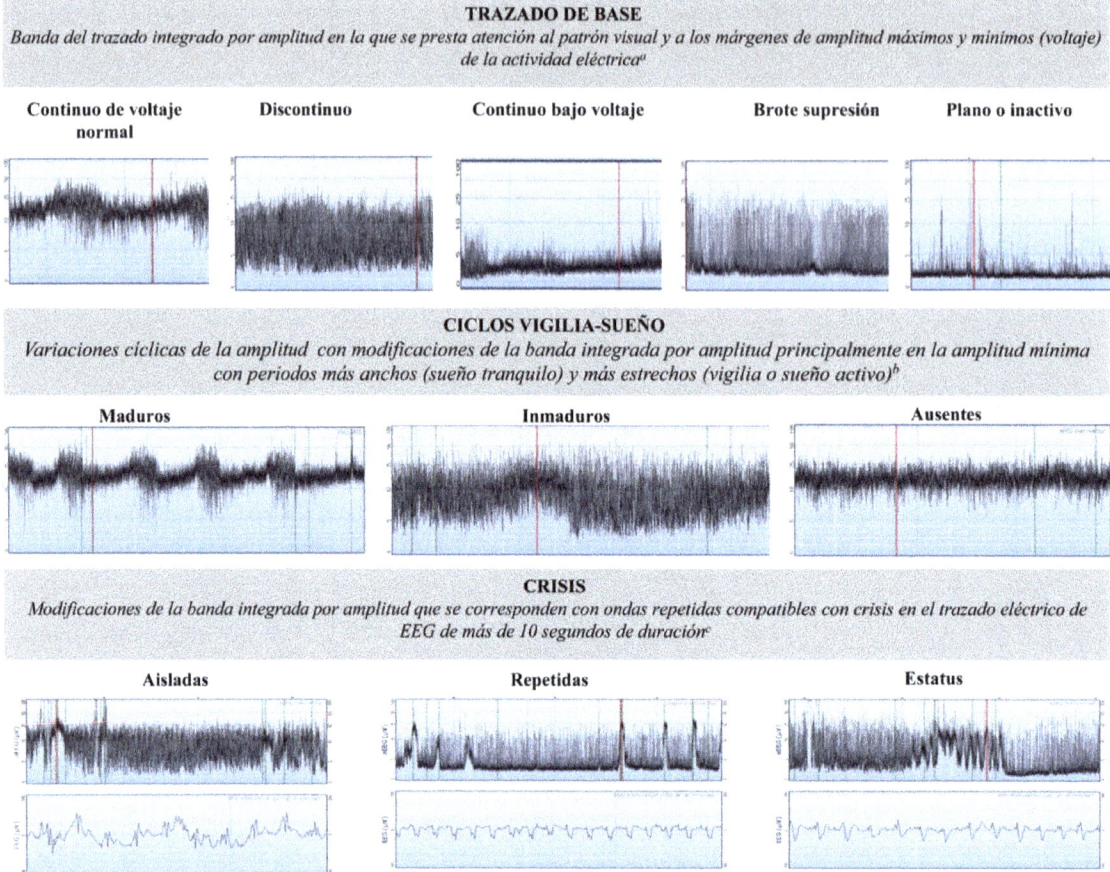

Ilustración 48 Resumen lectura EEGa, https://doi.org/10.1016/j.anpedi.2021.01.014

Bibliografía

- Algoritmos RCP, European Resuscitation Council, Guías 2021. https://www.urgenciasyemergen.com/sdm_downloads/algoritmos-erc-2021-adultos-y-pediatria/
- Algoritmo RCP pediátrico, American Heart Association, 2020. https://www.urgenciasyemergen.com/sdm_downloads/algoritmos-rcp-aha-2020-adultos-y-pediatria/
- The Royal Children´s Hospital Melbourne. Clinical Practice Guidelines. https://www.rch.org.au/clinicalguide/
- Diapositivas curso RCP avanzada del Grupo Español de RCP Pediátrica y Neonatal
- Algoritmos Sociedad Española de Urgencias de Pediatría SEUP.
- Algoritmos y protocolos Sociedad Española de Cuidados Intensivos Pediátricos SECIP.
- Anales de Pediatría
- Pediatric Advanced Life Support, American Heart Association AHA, 2020.
- Artículos, guías y cursos European Society of Paediatric and Neonatal Intensive Care ESPNIC
- Artículos y protocolos Sociedad Española Neonatología SENEO
- https://doi.org/10.1016/j.anpedi.2021.01.014
- Manual de ventilación mecánica pediátrica y neonatal, Grupo respiratorio, SECIP, 5ª edición
- Paediatric intensive care. Oxford specialist handbooks in paediatrics, 2017.
- Manual de Cuidados intensivos pediátricos. Publimed, 5ª edición, 2019.
- Paediatric BASIC: Basic Assessment and Support in Paediatric Intensive Care. Bruce Lister, PICU. 3rd edition, April 2017.
- Protocolo manejo del recién nacido con encefalopatía hipóxico-isquémica, protocolo Hospital Sant Joan de Déu.

www.ingramcontent.com/pod-product-compliance
Lightning Source LLC
Chambersburg PA
CBHW050146180526
45172CB00012B/1322